認知症・パーキンソン症候群
臨床と画像との対応
―MRI・SPECTを中心に―

著

鈴木 正彦　　川﨑 敬一

東京慈恵会医科大学葛飾医療センター神経内科

推薦の言葉

日本神経学会代表理事
京都大学大学院医学研究科脳病態生理学講座臨床神経学教授
高橋 良輔

　本書は，国内外において核医学による基礎的研究からSPECTやPETによる臨床研究に取り組まれてきた神経内科専門医である鈴木正彦先生と京都大学脳機能総合研究センターならびに東京都健康長寿医療センターにおいてヒト脳画像解析に長らく従事された川﨑敬一先生との共著で，臨床現場で役立つ脳画像読本である．

　わが国における脳変性疾患領域の核医学検査といえば，一般的にはSPECTによる脳血流評価が広く普及しているが，2014年からはドパミントランスポータを標識するリガンドを用いたSPECT検査で線条体ドパミン神経終末の変性を半定量的に捉えることが可能となった．さらにMIBG心筋シンチグラフィーが，いま社会問題化している認知症やパーキンソン症候群の発症早期鑑別診断や予後推定，そして発症前診断に至るまで幅広く活用されている．近年の神経核医学検査の役割は飛躍的に高まり，その基本は神経疾患を診療するすべての医師が習得すべき事項となっている．

　このような背景に鑑みて，脳画像を専門としない医師にも理解しやすいように本書は構成されている．具体的にその内訳に目を向けると，contentsに示されるように画像の基礎，すなわち正常脳の形態と各種画像との対応を理解したうえで，統計解析などの複雑な領域に比較的容易に踏み込んでいけるよう配慮されている．そして，後半の臨床編では，実際に経験された症例の主訴と病歴，神経所見と鮮明な画像が列挙されており，各columnにおいて著者の視点が簡潔に要約されている．こうした一連の流れによって読者は，各疾患特有のMRIやSPECT所見の理解を深めることができるものと確信する．

　脳の構造の知識をもとに，脳画像に現れる病変部位と病態との対応関係を理解することは多大な労力と時間を要することが少なくない．そのため初学者は脳画像研究を敬遠しがちになっている．本書はこの点にも配慮がなされた医学書で，臨床と脳の形態，そして核医学によって捉えられる機能とを見事にリンクさせた他に類をみないスタイルをとっている．医学生からレジデント，そして高齢者医療に従事される多くの医師と医療関係者の机上に置くことをぜひお勧めしたい．また，本書をきっかけに若き学徒が脳画像研究の道に入られることを強く期待する．

Satoshi Minoshima, MD, PhD
Professor and Chairman
Department of Radiology and Imaging Sciences
University of Utah, Salt Lake City, UT, U.S.A.

　この度，医学書「認知症・パーキンソン症候群 臨床と画像との対応—MRI・SPECTを中心に」が出版されることをお聞きして，たいへんに嬉しく思っています．筆頭著者の鈴木正彦先生は，彼がミシガン大学に留学してきた時からお付き合いいただき，先生が日本に帰られてから，脳画像検査に熱心に取り組まれていたのを，米国から頼もしく思っておりました．共著者の川﨑敬一先生と素晴らしい内容の本を完成されて，本書が今後画像を用いた変性性脳疾患の診断に，幅広く役立っていくものと思います．

　本書を紐解くと，まずMRIによる脳解剖にはじまり，VSRADとSPM/DARTEL，脳血流3D-SSP/two-tail view，DaT View/DaTQUANTなど，最新の統計解析技術がよくわかるように解説されています．また，鑑別診断に役立つMIBG心筋シンチグラフィーや日本版嗅覚テスト（OSIT-J）も紹介され，続く「臨床編」ではこうした診断技術をいかに臨床応用するか，各疾患の病態をどう理解するか，などが症例ベースで詳述されています．たいへんに実践的であり，しかもユニークな内容になっていると思います．

　2015年10月，東京で開催された第55回日本核医学会総会におけるDopamine Transporter (DAT) Imaging Symposiumにおいて，この本でも紹介されている臨床研究概要をお聞きする機会がありました．認知症疾患やパーキンソン症候群の鑑別診断が実際はなかなか難しい症例が少なくないという現実と，そうしたなかでの適正な治療法の選択に際して，神経内科医の視点からの画像所見の解釈には，大変に興味深いものがありました．

　日本を含め高齢化社会を迎えている国々では，認知症やパーキンソン症候群をはじめとする変性性脳疾患対策に関して，医療経済学観点も含めたさまざまな目が向けられています．こうした社会的関心が高いなかで，画像診断技術を正しく用い，より優れた診断情報を患者さんに還元していくことは，今後の医療においてきわめて重要になっていくと思います．そのなかで本書が十分に活用されることを心から願っております．

　蓑島 聡　2016年7月8日　ソルトレイクシティーにて

はじめに

●神経内科医の立場から

　19世紀後半に40代前半であったわが国の平均寿命は，医学や衛生環境の飛躍的な向上により，わずか130年あまりでこれまで経験したことのない高齢化を迎えている．また，同時に少子化も急速に進んでいることから，高齢者になっても健康であること，すなわち健康長寿が社会的に重要視されるようになった．

　脳卒中や虚血性心疾患などの血管系イベントの抑制には，高血圧症や糖尿病といった生活習慣病のコントロールが重要であることがエビデンスをもって示され，その結果，多くの有効な薬剤が上市されてきた．また，癌においては検診率の増加に示されるように早期発見・早期治療の重要性が定着し，数十年前まで対症療法にとどまっていた難治性癌においても，より低侵襲でより良好な予後が期待できる新規治療が開発されている．

　このような恩恵に恵まれた反面，われわれが現在，直面し避けられない社会的課題が，本書で取り扱う「認知症」や「パーキンソン症候群」である．2013年，日本神経治療学会は専門医を対象にアンケート調査を行ったが，unmet medical needsのきわめて高い疾患，ないしは新規治療の開発が急務である疾患として認知症やパーキンソン症候群を構成する背景疾患がいくつも指摘された．すなわち，この両者の克服には，たいへん高いハードルが存在している状況にあると理解できる．

　さて，認知症とパーキンソン症候群についての現状をまず整理するが，これらのmajorityは脳変性疾患であること，そして臨床症状が出現するまでに中枢神経系内では各疾病に対応した領域においてほぼ確実に大多数の神経細胞に変性や脱落を生じていること，その変性過程を病理学的初期の段階で検出することは一般病院ではきわめて困難であること，こうした変性過程を抑制したり改善したりできる治療法がないこと，などである．しかし，iPS細胞研究をはじめとする国内外の先端基礎研究が進んでいるのも事実であるし，近年の神経科学の発展を勘案すると認知症やパーキンソン症候群の克服までは到達できないにせよ，その進行を遅らせ，上手に疾病と付き合いながら生涯をまっとうできる日はそう遠くないと確信している．

　本書は脳初学者から専門医までを対象とした実践書である．前半では解剖学的な用語や脳のアトラスにはじまり，MRI VSRADとSPM/DARTEL，脳血流SPECT 3D-SSP/two-tail view，ドパミントランスポータSPECT DaT View/DaTQUANTなど，最新の統計解析技術までがよくわかるように解説した．また，後半の臨床編では，主訴や病歴，神経所見などを記した症例を日常的に遭遇する疾患別に呈示しながら画像所見について概説し，columnには記憶にとどめておきたい内容を簡潔に付記した．

　Molecular imagingを包含した脳核医学的手法は，今後ますます *in vivo* 検査として発展し，発症後の鑑別診断にとどまらず，近未来的には発症前診断や治療効果判定に大きな役割を果たしていくと思われる．本書を手にした皆さまの日常臨床現場において，脳画像を正しく活用できるよう役立てていただければ望外の喜びである．

鈴木 正彦

● 研究者の立場から

　長い間，医療機の開発に携わり，システムが大きくなると関係者が増大してチーム運営が難しくなることを経験した．そこで，人間の全体最適化を司っている脳に興味を覚えた．視覚に訴える画像の世界からのアプローチを考えたが，専門外の脳構造，脳機能を理解することは容易でなかった．今回，本書において画像解析関連の執筆の機会を得て，これまでに遭遇した自分自身の疑問に答える形にしようと思った．そうすることで，脳画像，とくに脳機能画像に触れる機会が少なかった方の疑問が解け，画像に親しんでいただき，画像ならではの情報を実際の診療に役立てていただきたいと思った．以下に主な疑問点を記す．

- ベースとなる脳のアトラスがわからない．
- 症例画像と比べるために正常画像をみたい．
- 機能画像はMRIに比べて解像度が粗く部位を特定しづらい．
- 典型的疾患パターンといわれるが，それがわからない．
- 3D-SSP統計画像の小脳基準画像なのに小脳血流に増減がみられる．
- 新規に実施可能となったDAT SPECTとは？

　なお，本書では物語のように全体を通して読んでいただける構成を目指した．全体を通読していただくことで臨床診断に有用な画像がみえてくると思う．また，臨床編の画像は各症例のポイントとなる画像に絞ることなく，できるだけ脳全体の水平断画像と統計画像を載せた．そこからわれわれが気づいていない点を読者の皆さまが見い出し，それを診断に活かしていただけたらたいへん嬉しく思います．

川﨑　敬一

Contents

略語一覧 x

Part 1. 画像の基礎

1-1. 脳 MRI 2
- 表示画像 2
- 脳のアトラス 4
- VSRAD 10
- SPM/DARTEL 解析 12
- 代表的疾患の SPM/DARTEL 解析パターン 16

1-2. 脳血流 SPECT 20
- 脳血流 SPECT 製剤 20
- 表示画像 21
- 3D-SSP 解析 21
- 3D-SSP 画像表示 23
- 代表的疾患の 3D-SSP 解析パターン 27

1-3. DAT SPECT 35
- 黒質線条体路，ドパミンシナプスと ^{123}I-FP-CIT 35
- DAT SPECT 収集条件，再構成条件 37
- DaT View 38
- 代表的疾患の DAT SPECT 画像 42
- 留意すべきこと 43
- DaTQUANT 43

1-4. 脳 MRI・血流正常画像 47

Part 2. 鑑別診断に有用な検査

- 2-1. MIBG 心筋シンチグラフィー ······ 52
- 2-2. MMSE ······ 55
- 2-3. FAB ······ 55
- 2-4. OSIT-J ······ 57

Part 3. 臨床編

3-1. 認知症 ······ 62
- 01 アルツハイマー病（AD） ······ 62
- 02 軽度認知障害（MCI） ······ 65
- 03 混合型認知症（MD） ······ 68
- 04 後部皮質萎縮症（PCA） ······ 71
- 05 Lewy 小体型認知症（DLB） ······ 73
- 06 前頭側頭型認知症（FTD）―FLD type ······ 79
- 07 前頭側頭型認知症（FTD）―Pick type ······ 82
- 08 前頭側頭型認知症（FTD）―MND type ······ 84
- 09 進行性非流暢性失語症（PNFA） ······ 87
- 10 意味性認知症（SD） ······ 90
- 11 Logopenic 型 PPA（lvPPA） ······ 92
- 12 特発性正常圧水頭症（iNPH） ······ 94
- 13 血管性認知症（VaD） ······ 98
- 14 嗜銀顆粒性認知症（AGD） ······ 101
- 15 神経原線維変化型老年期認知症（SD-NFT） ······ 105

3-2. パーキンソン症候群 ······ 109
- 16 パーキンソン病（PD） ······ 118
- 17 認知症を伴うパーキンソン病（PDD） ······ 121
- 18 常染色体劣性遺伝性若年性パーキンソニズム（AR-JP） ······ 125
- 19 脳血管障害＋パーキンソン病（CVD＋PD） ······ 127
- 20 多系統萎縮症パーキンソニズム型（MSA-P） ······ 129
- 21 多系統萎縮症小脳型（MSA-C） ······ 135
- 22 進行性核上性麻痺（PSP）―PSP-RS ······ 138
- 23 進行性核上性麻痺（PSP）―PSP-P ······ 142
- 24 進行性核上性麻痺（PSP）―PSP-FTD ······ 145

- 25 進行性核上性麻痺（PSP）―PSP-PAGF 148
- 26 進行性核上性麻痺（PSP）―PSP-C 150
- 27 大脳皮質基底核症候群（CBS）―CBS-CBD 152
- 28 大脳皮質基底核症候群（CBS）―CBS-FTD 159

3-3. その他の疾患 163

- 29 本態性振戦（ET）...... 163
- 30 薬剤性パーキンソン症候群（DIP）...... 165
- 31 血管性パーキンソン症候群（VP）...... 168
- 32 純粋自律神経不全症（PAF）...... 170

付録 1．DaTQUANT 値一覧 173

付録 2．参考文献一覧 175

おわりに 177

Index 179

略語一覧

● 疾患名

AD	Alzheimer's disease	アルツハイマー病
AGD	argyrophilic grain dementia	嗜銀顆粒性認知症
AR-JP	autosomal recessive juvenile parkinsonism	常染色体劣性遺伝性若年性パーキンソニズム
bvFTD	behavioral variant frontotemporal dementia	行動障害型前頭側頭型認知症
CBD	corticobasal degeneration	大脳皮質基底核変性症
CBS	corticobasal syndrome	大脳皮質基底核症候群
CVD	cerebrovascular disease	脳血管疾患
CVD	cerebrovascular disorder	脳血管障害
DIP	drug-induced parkinsonism	薬剤性パーキンソン症候群
DLB	dementia with Lewy bodies	Lewy 小体型認知症
ET	essential tremor	本態性振戦
FLD type	frontal lobe degeneration type	前頭葉変性型
FTD	frontotemporal dementia	前頭側頭型認知症
FTLD	frontotemporal lobar degeneration	前頭側頭葉変性症
iLBD	incidental Lewy body disease	
iNPH	idiopathic normal pressure hydrocephalus	特発性正常圧水頭症
LBD	Lewy body disease	Lewy 小体病
lvPPA	logopenic variant primary progressive aphasia	Logopenic 型原発性進行性失語
MCI	mild cognitive impairment	軽度認知障害
MD	mixed dementia	混合型認知症
MJD	Machado-Joseph disease	マシャド・ジョセフ病
MND (type)	motor neuron disease (type)	運動ニューロン疾患 (型)
MSA	multiple system atrophy	多系統萎縮症
MSA-C	multiple system atrophy-cerebellar type	多系統萎縮症小脳型
MSA-P	multiple system atrophy-parkinsonian type	多系統萎縮症パーキンソニズム型
NPH	normal pressure hydrocephalus	正常圧水頭症
PAF	pure autonomic failure	純粋自律神経不全症
PCA	posterior cortical atrophy	後部皮質萎縮症
PD	Parkinson's disease	パーキンソン病
PDD	Parkinson's disease with dementia	認知症を伴うパーキンソン病
Pick type	Pick type	ピック型
PNFA (PA)	progressive nonfluent aphasia	進行性非流暢性失語

PPA	primary progressive aphasia	原発性進行性失語
PSP	progressive supranuclear palsy	進行性核上性麻痺
PSP-C	PSP with predominant cerebellar ataxia	
PSP-FTD	PSP-frontotemporal dementia	
PSP-P	PSP-parkinsonism	
PSP-PAGF	PSP-pure akinesia with gait freezing	
PSP-PNFA	PSP-progressive nonfluent aphasia	
RS	Richardson's syndrome	リチャードソン症候群
SCD	spinocerebellar degeneration	脊髄小脳変性症
SD	semantic dementia	意味性認知症
SD-NFT	senile dementia of the neurofibrillary tangle type	神経原線維変化型老年期認知症
SDS	Shy-Drager syndrome	Shy-Drager 症候群
VaD	vascular dementia	血管性認知症
VP	vascular parkinsonism	血管性パーキンソン症候群

●関連用語*

3D-SSP	Three-Dimensional Stereotactic Surface Projections
AC-PC	anterior commissure-posterior commissure
ADL	activities of daily living
AI	Asymmetry Index
A (NT)	anterior
AVIM	asymptomatic ventriculomegaly with features of iNPH on MRI
B.G.	back ground
BPSD	behavioral and psychological symptoms of dementia
^{11}C	carbon-11
CBL	cerebellum
CCD	crossed cerebellar diaschisis
CFT	2β-carbomethoxy-3β-(4-fuorophenyl) tropane
CIS	cingulate island sign
DA	dopamine
DARTEL	Diffeomorphic Anatomical Registration using Exponentiated Lie algebra
DAT	dopamine transporter
DEC	decrease
DESH	disproportionately enlarged subarachnoid space hydrocephalus
DWI	diffusion weighted image
ECD	ethyl cysteinate dimer
FAB	Frontal Assessment Battery
FDG	2-[^{18}F] fluoro-2-deoxy-D-glucose

FLAIR	fluid-attenuated inversion recovery
FWHM	Full width at half maximum
GLB	global
GMV	gray (grey) matter volume
HDS-R	Hasegawa Dementia Scale Revised
H/M ratio	heart-to-mediastinum ratio
HMPAO	hexamethyl propylene amine oxime
HY	Hoehn and Yahr scale
^{123}I	iodine-123
^{123}I-FP-CIT	N-ω-fluoropropyl-2β-carbomethoxy-3β-(4-[^{123}I] iodophenyl) nortropane
IMP	N-isopropyl-p iodoamphetamine
INC	increase
I (NF)	inferior
LAT	lateral
L (T)	left
MAO	monoamine oxidases
MED	medial
MIBG	meta-iodobenzylguanidine
MMSE	Mini Mental State Examination
MNI	Montreal Neurological Institute
MRI	magnetic resonance imaging
NCD	normal control data
NDB	normal data base
OH	orthostatic hypotension
OSIT-J	Odor Stick Identification Test for Japanese
PET	positron emission tomography
PiB	Pittsburgh Compound-B
PNS	pons
P (OST)	posterior
PSM	primary sensorimotor cortex
Pt.	patient
PVH	periventricular hyperintensity
RAC	raclopride
ROI	region of interest
R (T)	right
SBR	specific binding ratio
SD	standard deviation
smart-MIBG	Standardized Method for Automatic ROI seTting in MIBG study

SPECT	single photon emission computed tomography
SPM	Statistical Parametric Mapping
S (UP)	superior
SWEDDs	Scan Without Evidence of Dopaminergic Deficits
^{99m}Tc	technetium-99m
THL	thalamus
UPDRS	Unified Parkinson's Disease Rating Scale
VBM	Voxel-based morphometry
VOI	volume of interest
VSRAD	Voxel-based Specific Regional analysis for Alzheimer's Disease
WAB	Western Aphasia Battery
WMV	white matter volume
WR	washout rate
Z	Z-score
ZSAM	Z-score summation analysis method

＊関連用語に関しては日本語名のないものが多いため，欧文名までの記載にとどめた．

Part 1

画像の基礎

1-1 脳MRI

表示画像

　MRI (magnetic resonance imaging) の画像は原則として高解像度の 3D-MRI (T1 コントラスト) 画像を reslice (リスライス) して表示した。3D-MRI は SIEMENS 製 MAGNETOM Avanto 撮像装置，VIBE (Volumetric Interpolated Breath-hold Examination) シーケンス，TR (repetition time)：8.26 msec，TE (echo time)：4.76 msec を用いて得られた収集データより構築された 1.3 mm 間隔 144 スライスの矢状断面 (マトリックスサイズ 256×256，ピクセルサイズ 0.9×0.9 mm) の画像である。

　矢状断画像を Dr.View (AJS 製，現インフォコム) を用いて前交連-後交連線 (anterior commissure-posterior commissure；AC-PC line) に平行にリスライスして水平断像を求めた。正常および症例画像の水平断面表示は AC-PC line に対して，A：−25 mm，B：−10 mm，C：+5 mm，D：+20 mm，E：+35 mm，F：+50 mm の位置 (図 1A) の画像を図 1B のように表示した。矢状断表示にはオリジナル 3D-MRI 画像の矢状断面を用いた。他の画像 (例：FLAIR) を表示する場合には画像の種類を明記し，オリジナル画像の断面を表示した。水平断像は原則として，図 1B のように左脳を画像に向かって右側に表示した。

　なお，後述する脳血流 SPECT (single photon emission computed tomography) は，トレーサ集積部位を特定しやすくするために MATLAB (The MathWorks, Natick, MA, USA) 上で作動する画像統計解析ソフト SPM (Statistical Parametric Mapping) 8 (Functional Imaging Laboratory, London, UK) を用いて MRI に coregistration (合わせ込み) した画像を表示した。

図1 脳MRI水平断面表示（AC-PC lineとの対応）

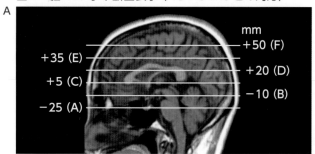

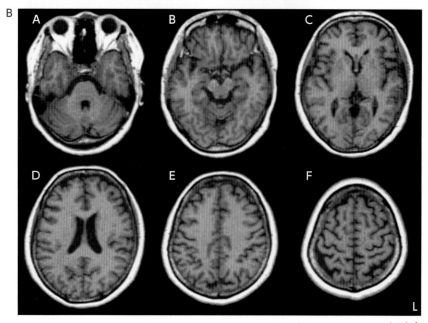

L：left

脳のアトラス

図1で示した各水平断面の解剖学的部位名を図2〜7のアトラスにまとめた。なお、後述する「Part 3」（→ p 61〜）で示す水平断面の解剖学的位置は、図2〜7と多少異なることがある点に留意されたい。

図2　水平断面A（−25mm）

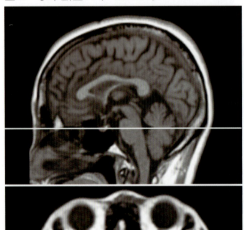
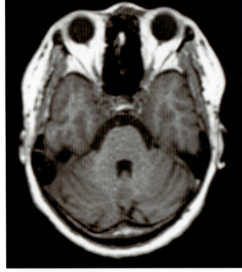
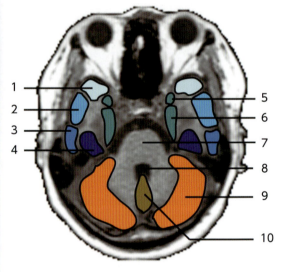

1　上側頭回（側頭極）superior temporal gyrus (temporal pole)
2　中側頭回 middle temporal gyrus
3　下側頭回 inferior temporal gyrus
4　紡錘状回 fusiform gyrus
5　鉤 uncus
6　海馬傍回 parahippocampal gyrus
7　橋 pons
8　第4脳室 fourth ventricle
9　小脳後葉 posterior lobe of cerebellum
10　小脳虫部 vermis of cerebellum

図3 水平断面 B (−10mm)

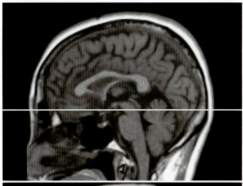
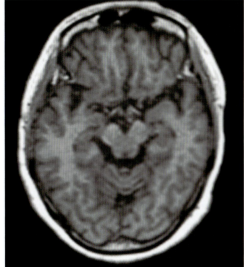
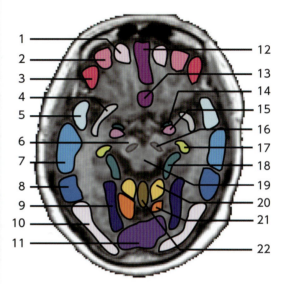

1 上前頭回 superior frontal gyrus
2 中前頭回 middle frontal gyrus
3 下前頭回 inferior frontal gyrus
4 島 insula
5 上側頭回 superior temporal gyrus
6 大脳脚 cerebral peduncle
7 中側頭回 middle temporal gyrus
8 下側頭回 inferior temporal gyrus
9 紡錘状回 fusiform gyrus
10 外側後頭回 lateral occipital gyrus
11 舌状回 lingual gyrus
12 内側前頭回 medial frontal gyrus
13 梁下回 subcallosal gyrus
14 迂回回 ambient gyrus
15 扁桃体 amygdala
16 黒質 substantia nigra
17 海馬 hippocampus
18 海馬傍回 parahippocampal gyrus
19 中脳 midbrain
20 小脳前葉 anterior lobe of cerebellum
21 小脳後葉 posterior lobe of cerebellum
22 小脳虫部 vermis of cerebellum

図4 水平断面C（+5mm）

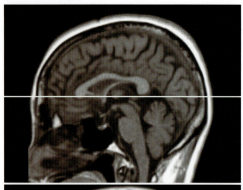
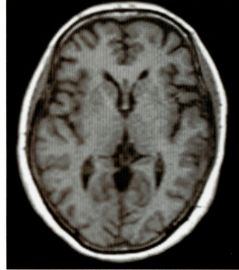
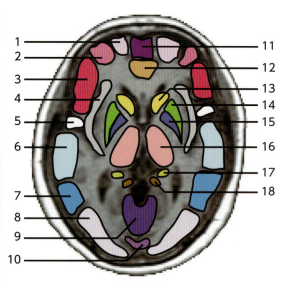

1 上前頭回 superior frontal gyrus
2 中前頭回 middle frontal gyrus
3 下前頭回 inferior frontal gyrus
4 島 insula
5 中心前回（弁蓋部）precentral gyrus (pars opercularis)
6 上側頭回 superior temporal gyrus
7 中側頭回 middle temporal gyrus
8 外側後頭回 lateral occipital gyrus
9 舌状回 lingual gyrus
10 楔部 cuneus
11 内側前頭回 medial frontal gyrus
12 前部帯状回 anterior cingulate gyrus
13 尾状核 caudate nucleus
14 被殻 putamen
15 淡蒼球 globus pallidus
16 視床 thalamus
17 海馬 hippocampus
18 帯状回峡部 isthmus of cingulate gyrus

図5 水平断面 D（＋20mm）

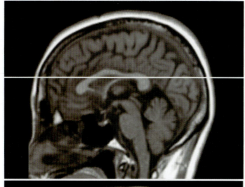
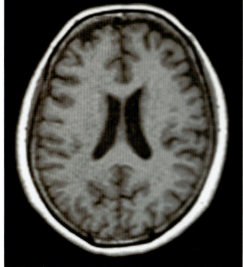
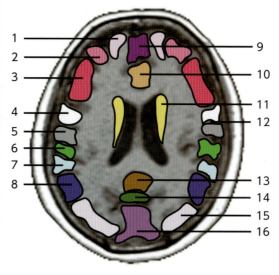

1 上前頭回 superior frontal gyrus
2 中前頭回 middle frontal gyrus
3 下前頭回 inferior frontal gyrus
4 中心前回 precentral gyrus
5 中心後回 postcentral gyrus
6 下頭頂小葉 inferior parietal lobule
7 上側頭回 superior temporal gyrus
8 角回 angular gyrus
9 内側前頭回 medial frontal gyrus
10 前部帯状回 anterior cingulate gyrus
11 尾状核 caudate nucleus
12 中心溝 central sulcus
13 後部帯状回 posterior cingulate gyrus
14 楔前部 precuneus
15 外側後頭回 lateral occipital gyrus
16 楔部 cuneus

図6 水平断面 E（+35mm）

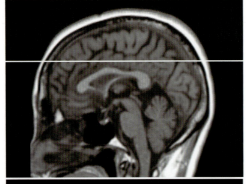
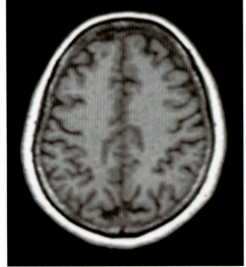
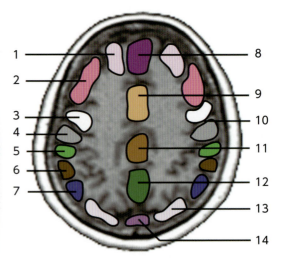

1 上前頭回 superior frontal gyrus
2 中前頭回 middle frontal gyrus
3 中心前回 precentral gyrus
4 中心後回 postcentral gyrus
5 下頭頂小葉 inferior parietal lobule
6 縁上回 supramarginal gyrus
7 角回 angular gyrus
8 内側前頭回 medial frontal gyrus
9 前部帯状回 anterior cingulate gyrus
10 中心溝 central sulcus
11 後部帯状回 posterior cingulate gyrus
12 楔前部 precuneus
13 外側後頭回 lateral occipital gyrus
14 楔部 cuneus

図7 水平断面F（+50mm）

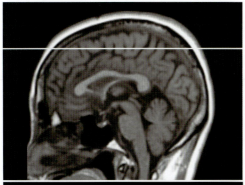
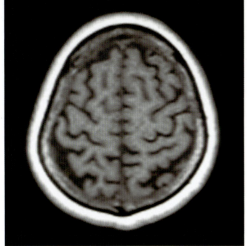
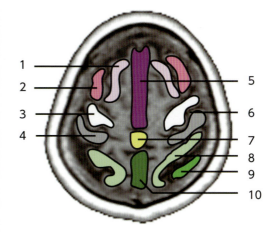

1　上前頭回 superior frontal gyrus
2　中前頭回 middle frontal gyrus
3　中心前回 precentral gyrus
4　中心後回 postcentral gyrus
5　内側前頭回 medial frontal gyrus
6　中心溝 central sulcus
7　中心傍小葉 paracentral lobule
8　上頭頂小葉 superior parietal lobule
9　下頭頂小葉 inferior parietal lobule
10　楔前部 precuneus

VSRAD

　フリーソフトの早期アルツハイマー病(Alzheimer's disease；AD)診断支援システムVSRAD (Voxel-based Specific Regional Analysis for Alzheimer's Disease) は，脳MRI画像統計解析ツールとして汎用される。VSRADはボクセル単位に形態計測を行うVBM (voxel-based morphometry) 解析[1,2]を用いて灰白質と白質容積の萎縮の程度を検出するソフトで，現在使用されているVSRAD advance[3]ではVBMにSPM8 plus DARTEL (Diffeomorphic Anatomical Registration using Exponentiated Lie algebra)[4]が用いられている。

　VSRADの関心領域，すなわちVOI (volume of interest) は，図8の紫色の線で囲まれた領域に設定されており，Zスコア解析結果が表1のように表示される。通常，VSRADの値といわれるのは表1のVOI内萎縮度の値である。VSRADのNDB (normal data base) は計80名(男性40名，女性40名)，年齢54～86歳(70.2±7.3歳)，MMSE (Mini Mental State Examination) 28.7±1.5で構成されている。なお，Zスコアは下記のように定義される。

$$Zスコア = \frac{健常者群平均ボクセル値 - 被験者ボクセル値}{健常者群標準偏差}$$

図8　VSRADの関心領域

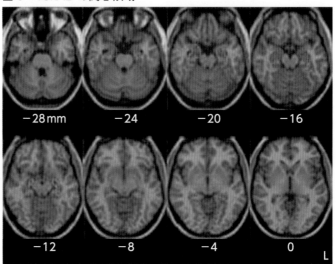

表1　VSRADによるZスコア解析結果

1. VOI内萎縮度：Severity of VOI atrophy （VOI内の0を超えるZスコアの平均）		1.64
[解　説]	関心領域内の萎縮の強さを表す指標。	
[参　考]	0～1 ……… 関心領域内の萎縮はほとんどみられない 1～2 ……… 関心領域内の萎縮がややみられる 2～3 ……… 関心領域内の萎縮がかなりみられる 3～ ………… 関心領域内の萎縮が強い	
2. 全脳萎縮領域の割合：Extent of GM atrophy （全灰白質内のZスコア＞2の領域の割合）		6.87%
[解　説]	全脳全体の状態を表す指標。	
[参　考]	10～ ……… 脳全体の萎縮が強い	
3. VOI内萎縮領域の割合：Extent of VOI atrophy （VOI内のZスコア＞2の領域の割合）		28.27%
[解　説]	関心領域内の萎縮の広がりを表す指標。	
[参　考]	0～30 …… 萎縮している面積が狭い 30～50 …… 萎縮している面積がやや広い 50～ ……… 萎縮している面積が広い	
4. 萎縮比（VOI内／全脳）：Ratio of VOI/GM atrophy （全脳萎縮を1とした割合）		4.11倍
[解　説]	関心領域内の選択的な萎縮を表す指標。	
[参　考]	0～5 ……… 選択性があるとはいえない 5～10 …… 選択性がみられる 10～ ……… 選択性が強い	

〔VSRAD advance解析結果レポートから引用改変〕

　基本的な画像解析フローは，当院で行っているSPM/DARTEL解析に準ずるので，ここではフローチャートを省略し，VSRADと当院で行っているSPM/DARTEL解析との主な相違点を表2に示す。

表2　VSRADと当院SPM/DARTEL解析との相違点

	VSRAD	SPM/DARTEL
関心領域のZスコア表示機能	あり	なし
組織分割に用いられるソフト	SPM8のSegment	SPM/OptionのNew Segment
NDB*/DARTEL templates	他施設	自施設
統計解析の共変数	なし	年齢，全脳の大きさ
評価方法	相対が主，絶対も可	絶対
解析所要時間／手順	約9分／オートマチック	30分以上／マニュアル

*NDB：normal data base

留意点として VSRAD の Z スコア解析結果のみで AD と診断することはできない。なぜなら、「Part 3」(→ p 61~) に示すように Lewy 小体型認知症 (dementia with Lewy bodies；DLB)，前頭側頭型認知症 (frontotemporal dementia；FTD)，特発性正常圧水頭症 (idiopathic normal pressure hydrocephalus；iNPH)，血管性認知症 (vascular dementia；VaD)，嗜銀顆粒性認知症 (argyrophilic grain dementia；AGD)，神経原線維変化型老年期認知症 (senile dementia of the neurofibrillary tangle type；SD-NFT) においても VSRAD 関心領域の萎縮を認める症例が存在するからである。したがって，病歴と臨床所見から AD を疑う症例において，Z スコア解析結果で AD 所見を確認できたときに初めて臨床診断が支持されることになる。

VSRAD は早期 AD 診断支援システムとして開発されたツールであるが，その統計画像の萎縮部位の局在から，疾患の鑑別に有用な情報が得られる場合がある。たとえば，AD では後部帯状回・楔前部の萎縮が，FTD では前頭葉の萎縮が認められることが多く，両者を鑑別するうえで有用である。また，絶対評価は NDB が他施設のものであるが，同一患者の経過観察の一助になると考えられる。

VSRAD の弱点は他施設の NDB と脳画像テンプレートを使用する点にある。MRI 撮影装置の製造メーカー，型名，撮影条件の違いによる影響が大きく，パーキンソン症候群で重要な基底核病変は相対評価，絶対評価のいずれを用いても検出困難である。この場合，次項で述べる自施設の正常参照画像 (normal control data；NCD) を用いての SPM/DARTEL 解析が有用となる。

SPM/DARTEL 解析

脳 SPECT の画像を正しく理解するためには，脳 MRI の画像を把握しておく必要がある。MRI の統計解析を行うと脳萎縮部位の局在が明らかになるため，MRI および SPECT の解釈が深まる。統計画像解析手法としては VSRAD にも使用されている SPM を用いた VBM 解析[1,2]がある。後述の「Part 3」(→ p 61~) をみると統計画像の臨床的有用性，とくにパーキンソン症候群の画像所見として有用であることがわかる。しかし，この解析を行うには SPM/DARTEL[4]に精通していること，自施設 MRI 撮影装置の NCD を保有していることが前提条件となり，また，解析に時間を要するため，多くの患者を抱える病院でルーチン業務に取り入れることは容易ではない。

以下に本書で用いた VBM 解析，SPM/DARTEL 解析の手法を述べる。VBM は脳全体を見渡して灰白質，白質容積 (ボリューム) の萎縮部位・程度を検出する解析手法である。代表的ソフトとして，科学技術計算ソフト MATLAB 上で作動するフリーソフトの SPM がある。SPM8 の付属ツールに New Segment[5]と DARTEL が加えられ，解析精度が一段と向上した。New Segment，DARTEL を用いて画像の前処理を行い，SPM で統計解析を行う一連の流れ全体が DARTEL と呼ばれることもある。本書では SPM+New Segment/DARTEL 解析の説明をする際には SPM/DARTEL の呼称を用いた。

SPM/DARTELを用いてMRIの灰白質，白質画像に対して疾患画像とNCD画像との間で群間比較（Two-sample t-test）を行うと疾患画像のボリュームがNCD画像のボリュームよりも萎縮している部位が表出される。この萎縮部位と疾患との特徴的関係が有用な診断情報となる。通常，SPM/DARTEL解析は灰白質ボリューム（grey matter volume；GMV），白質ボリューム（white matter volume；WMV）それぞれに対して行われるが，当院では灰白質＋白質画像（GMV＋WMV）についても解析を行っている。理由は臨床の場でMRIのある部位が萎縮しているという場合，灰白質と白質を分けないことが多いからである。

次にSPM/DARTEL解析を図9のフローチャート（existing Templatesモード）に沿って説明する[*1]。

1. 前処理

SPM8の付属ツールとして"New Segment"，"DARTEL Tools/Run DARTEL（create Templates, existing Templates）"，"DARTEL Tools/Normalise to MNI Space"があり，これらの前処理ソフトは統計解析に必要な正規化画像を作成するために用いられる。

New Segment　MRI画像を灰白質確率画像（c1），白質確率画像（c2），脳脊髄液確率画像（c3）に組織分割する。次のステップ（Run DARTEL）で用いられるrc1，rc2画像（c1，c2画像に対応）も同時に作成される。なお，WarpingのAffine RegularisationにはICBM（International Consortium for Brain Mapping）space templates-East Asian brainsを用いた。

Run DARTEL　DARTELは被験者間の画像位置合わせ精度を向上させるために開発されたソフトで，灰白質の位置合わせと白質の位置合わせを同時に進める。Run DARTELには2つのモード，create Templatesとexisting Templatesがあり，前者は複数の被験者画像から共通のテンプレートと各被験者の元画像（Native Space：c1，c2など）を共通の最終テンプレート（図9のTemplate_6）に位置合わせするためのflow field（流れ場）"u_rc1"を求めるときに，後者はcreate Templatesで作成された既存のテンプレートを用いて各被験者画像のflow fieldを求めるときにそれぞれ用いる。Run DARTELに使われる画像はrc1，rc2画像で，DARTEL Templatesは6ステップで構成され，ステップが進むに伴い鮮明さが増す。

---

*1：VBM Tutorial John Ashburner March 15, 2010，および日本語版のVBMチュートリアル（高橋桃子，根本清貴 訳　2010年7月31日）がネット上に公開されている。

図9 SPM/DARTEL 解析のフローチャート

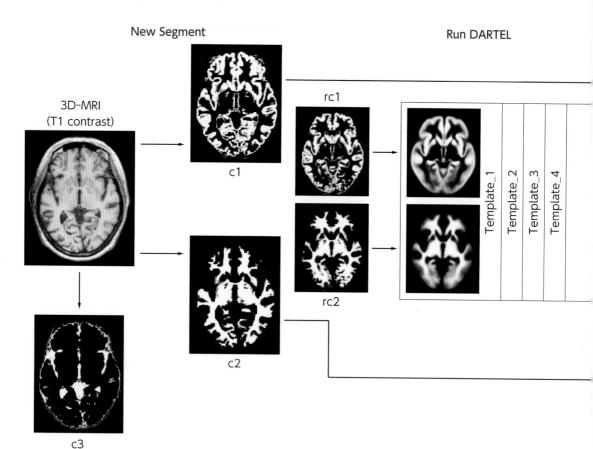
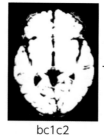

c1：grey matter tissue probability map
c2：white matter tissue probability map
c3：cerebrospinal fluid tissue probability map
rc1：DARTEL imported version of c1
rc2：DARTEL imported version of c2
bc1c2：c1＋c2

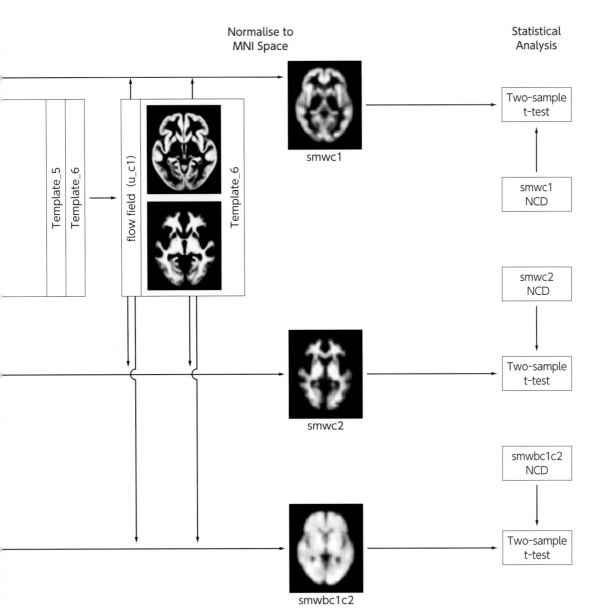

smwc1, smwc2, smwbc1c2 : warped to MNI space,
Preserve Amount (modulation) and smoothed
c1, c2, bc1c2 images
NCD : nomal control data

Normalise to MNI Space c1画像を例に説明する。flow field "u_rc1" と Template_6 を選択して，c1画像のMNI空間[*2]への解剖学的標準化を行う。Template_6がMNI空間にアフィン変換で登録されるので，このテンプレートに位置合わせされた画像はMNI空間に展開される。目的がVBM解析であるから，c1組織画像の値（ボリュームの指標）を維持すべくPreserve Amount (modulation) モードを選択し，また，統計解析の感度を上げるために平滑化 (smoothing) を行う。

筆者らは認知症に対しては脳溝の影響を緩和するために半値幅 (full width at half maximum；FWHM) = 12 mm の，パーキンソン症候群に対しては基底核病変をみるためにFWHM = 6 mm のガウシアンフィルタで平滑化を行っている。得られる解剖学的標準化画像の表記はsmwc1となる（図9）。なお，SPMは英国で開発されたソフトであり grey, normalise のスペルが米語綴り (gray, normalize) と異なる。

2. 統計解析

c1画像を例にとって説明する。MNI空間に解剖学的標準化された被験者のsmwc1画像とNCDのsmwc1画像との群間比較 (Two-sample t-test) を絶対評価で行う。被験者の年齢と頭の大きさの違いを補正するために年齢と全脳ボリューム (c1+c2+c3) を共変数とする。

通常SPM/DARTEL解析はc1およびc2画像に対して行われるが，当院ではc1+c2画像に対しても行っている。したがって，図9の下方にc1+c2 (bc1c2) 画像のフローチャートを付け加えた。p value adjustment to はnone (uncorrected) を，extent threshold (k) は50を用いた。

なお，ここではSPM8を用いており，その後SPM12が発表されたが，SPM/DARTEL解析の精度自体は変わらず，操作性の向上が図られている。

代表的疾患のSPM/DARTEL解析パターン

NCDと代表的疾患との群間比較を行った。NCDには神経内科医および放射線科医によって病的異常所見がないと判断された当院の頭部MRIを用いた。群間比較対象群の構成を表3に示す。図10に認知症の，図11にパーキンソン症候群のSPM/DARTEL解析結果 (GMV + WMV，疾患群 < NCD) を示した。

[*2]：MNI空間はカナダのMontreal Neurological Institute (MNI) で健常者152名のMRI画像を基にして作られた標準脳で，SPMの標準脳テンプレートに用いられている。三次元定位標準脳座標系としては1988年にTalairachとTournouxにより1人の死後脳を基にして作られたアトラスがある[6]。脳のサイズが標準よりも小さいので多少の誤差はあるが，解剖学的部位名およびBrodmannの脳地図名が表記され，利用価値は高い。MNI標準脳はTalairach/Tournouxのアトラスを発展させたものである。

表3 SPM/DARTEL：群間比較の対象

	対象	人数	(男/女)	年齢 (歳)	MMSE	注
正常参照画像	NCD	15	(3/12)	71.8±7.4	28.7±1.2 (27〜30)	*
認知症	AD	13	(3/10)	81.8±6.2	17.2±3.8 (9〜20)	
	DLB	19	(9/10)	76.7±5.6	20.6±5.3 (13〜29)	
	FTD	10	(4/6)	78.0±7.3	19.0±7.4 (2〜26)	
	NPH	14	(7/7)	78.4±5.4	22.0±4.9 (12〜29)	
パーキンソン症候群	PD	27	(14/13)	72.1±6.7	28.2±1.6	**
	MSA-P	13	(3/10)	66.6±9.8		
	MSA-C	9	(5/4)	66.8±6.5		
	PSP	12	(6/6)	77.5±6.5		***
	CBS	4	(0/4)	68.8±12.0		†

*MMSE 測定人数：9/15　**Hoehn and Yahr scale (HY)：2.2±0.5
***Richardson's syndrome　†左優位に臨床症状あり

　図10において，AD は側頭葉内側，後部帯状回/楔前部に，FTD は前頭葉および側頭葉内側に，正常圧水頭症 (normal pressure hydrocephalus；NPH) は前頭葉，一次感覚運動野，後部帯状回に萎縮が認められるが，DLB では萎縮部位が認められない。パターンの違いは後述する脳血流 SPECT のように顕著でなく，病初期に SPM/DARTEL 単独で認知症の鑑別診断を行うことは難しい。

　一方，図11において，パーキンソン病 (Parkinson's disease；PD) では基底核，視床に萎縮が認められないが，他のパーキンソン症候群〔多系統萎縮症パーキンソニズム型 (multiple system atrophy-parkinsonian type；MSA-P)，多系統萎縮症小脳型 (multiple system atrophy-cerebellar type；MSA-C)，進行性核上性麻痺 (progressive supranuclear palsy；PSP)，大脳皮質基底核症候群 (corticobasal syndrome；CBS)〕では基底核，視床のいずれか，あるいは両方に萎縮が認められる。これに加え，MSA-C では脳幹，大脳脚，小脳が著明に萎縮しており，PSP では脳幹，大脳脚が萎縮している。

　CBS では一次感覚運動野が萎縮し，萎縮部位全般に左右差がみられる。ここで示されたパターンの違いはパーキンソン症候群の鑑別診断に有用な情報となる。後述する dopamine transporter (DAT) SPECT は線条体のドパミン節前神経を調べる検査であるが，表3に掲げたパーキンソン症候群すべてにおいて線条体の集積が低下するため，DAT SPECT 単独での鑑別診断は困難である。SPM/DARTEL 解析はパーキンソン症候群の鑑別診断に有用であるが，前述したように実臨床の場で行うことが難しいので，図11で表出された部位に注目して MRI および SPECT 画像を検討することが望まれる。

図 10　認知症の DARTEL 画像（GMV＋WMV，疾患群＜NCD）

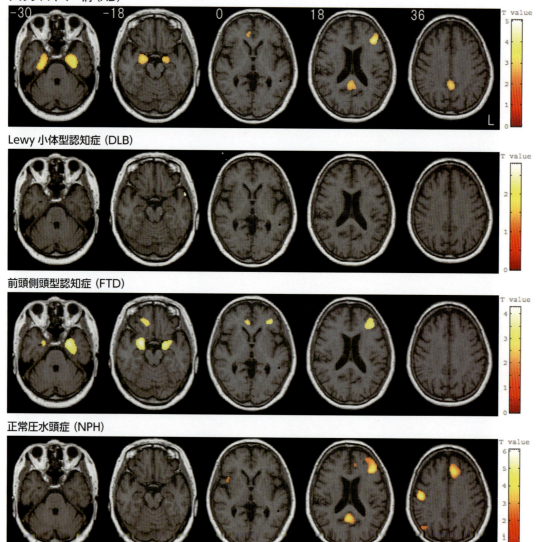

FWHM＝12mm, p＜0.01, uncorrected, k＝50, AC-PC：0mm

図11 パーキンソン症候群のDARTEL画像（GMV＋WMV，疾患群＜NCD）
パーキンソン病（PD）

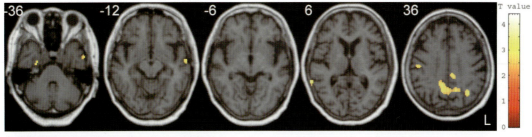

多系統萎縮症パーキンソニズム型（MSA-P）

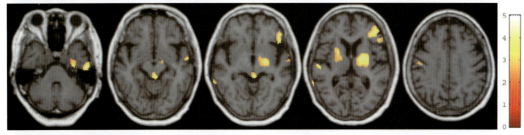

多系統萎縮症小脳型（MSA-C）

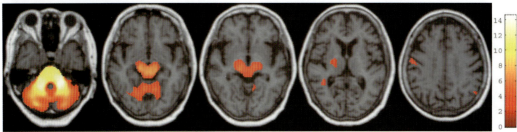

進行性核上性麻痺（PSP）

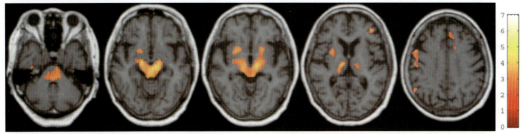

大脳皮質基底核症候群（CBS）*

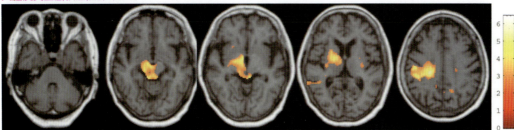

FWHM＝6mm，p＜0.01，uncorrected，k＝50，AC-PC：0mm
＊左優位に臨床症状を認めたグループ

1-2 脳血流 SPECT

　脳血流 SPECT の画像は，トレーサの種類，収集法，画像処理法によって影響を受けるため，得られる画像は当然異なる。このため，自施設での標準画像を知って解釈する必要がある。また，いわゆる脳血流 SPECT は，通常は脳血流を反映した画像となるが，脳梗塞急性期や脳腫瘍などの特殊な病態では脳血流以外の影響を強く受けることがある。したがって，所見の解釈には，各病態におけるトレーサの性質を理解しておく必要がある。

脳血流 SPECT 製剤

　現在，わが国で保険収載され汎用されている脳血流 SPECT 用放射性医薬品は，^{123}I-IMP（N-isopropyl-p iodoamphetamine），^{99m}Tc-HMPAO (hexamethyl propylene amine oxime)，^{99m}Tc-ECD (ethyl cysteinate dimer) の 3 製剤である。いずれも脂溶性で，血流分布に応じて脳に集積し，長時間脳内に停留する。IMP は脂溶性成分として脳内非特異的アミンレセプタに結合し，HMPAO はグルタチオンによって，ECD はエステラーゼによって，それぞれ水溶性成分に代謝され脳内に留まる[7]。

　3 製剤のなかで IMP は 1 回循環での摂取率（extraction fraction；EF）が最も高く，脳血流と集積との直線性が良いためコントラスト分解能が高い[8]。この特徴は血流分布の評価に適している。一方，空間分解能については相対的に数倍の放射能投与が可能な 2 つの ^{99m}Tc 製剤がヨード製剤である IMP より若干，優れている。

　脳血流製剤の種類によって得られる脳血流分布に相違があり，ECD は 3 製剤のなかで後頭葉の集積が相対的高値であり，海馬を含む側頭葉内側の集積が低値である。また，IMP や HMPAO では大脳に比較して小脳の集積が高い。しかし，3 製剤の血流分布を ^{15}O-H$_2$O PET で測定した脳血流分布と比較すると，必ずしも ECD の後頭葉，IMP や HMPAO の小脳が相対的に高値とはいえない[9]。一方，脳血流画像には，施設によって異なる再構成法や散乱線補正法の影響も大きい。このため脳血流 SPECT の解釈には自施設の標準画像を常に前提とする必要がある。統計画像解析がこれらの問題の解決策の 1 つとなる可能性もある[10,11]。施設によって得られる脳血流画像が異なることが，脳血流 SPECT での多施設共同研究の妨げとなっている。そのほか，脳梗塞亜急性期の血液脳関門障害の検出に ECD が使えるという報告もある[12]。しかし，現在は MRI の DWI (diffusion weighted image) など，これに代わる手段の普及によってその意義は低下している。

　定性画像による一般のルーチン検査では通常，剤形が標識済み注射液である IMP あるいは ECD が使われている。

表示画像

　脳血流 SPECT 撮影は，低エネルギー汎用コリメータを装着した回転型ガンマカメラ GE Healthcare 製 INFINIA 3 Hawkeye (HE) 4 を用いて，SPECT 核種 ^{123}I-IMP，222 MBq (6 mCi) を静注し，5 分後より 24 分間エネルギーウインドウ 159 KeV±10% によってデータ収集する。収集データより水平断面（マトリックスサイズ 128×128，ピクセルサイズ 2.94×2.94 mm），スライス幅 5.89 mm の画像が再構築される。
　SPECT の画像は空間分解能が低く，そのままではトレーサ集積部位の特定が難しい。そこで，SPM8 を用いて MRI の画像に coregistration した画像を表示した。

3D-SSP 解析

　3D-SSP (Three-Dimensional Stereotactic Surface Projections) は，ミシガン大学の Minoshima（現ユタ大学）ら[10]によって開発された。当院ではこれを用いた画像解析ソフト iNEUROSTAT＋＋（日本メジフィジックス）を使用している。図 12 に 3D-SSP 解析の流れを示す。
　本解析法では Template として Talairach と Tournoux の標準アトラス[6]を用い，形態の個人差を解消するために被験者脳画像の解剖学的標準化を行い，解剖学的標準化画像を三次元表示の標準脳の脳表へデータ抽出する（三次元定位脳表面投射）。被験者と健常者データベースとの脳表血流画像をピクセルごとに比較することで Z-score を算出し，血流・代謝の低下もしくは増加画像として表示する。Z-score は健常者データベースの平均ピクセル値から被験者ピクセル値を減じて健常者データベースの標準偏差で除することで算出される。したがって，健常者の標準的バラツキからの逸脱の度合いを表していることになる。
　三次元表示標準脳表へのデータ抽出は解剖学的標準化が行われた画像に対して脳表から三次元的に垂線を引き，深さ 6 ピクセル（2.25 mm×6＝13.5 mm）内における最大ピクセル値を脳表に抽出して行う。大脳皮質の厚さは数 mm しかないので，萎縮や解剖学的標準化の誤差の影響が存在する場合にも，このデータ抽出プロセスによってその影響が抑えられる。

図12 3D-SSP解析の流れ

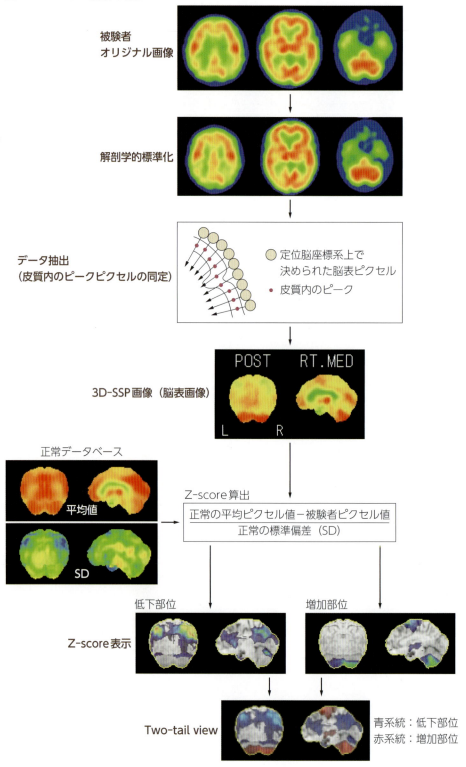

3D-SSP 画像表示

　3D-SSP では三次元的な脳表 Z-score 画像を，脳を左右外側（LT. LAT，RT. LAT），上下（SUP，INF），前後（ANT，POST），左右内側（LT. MED，RT. MED）からみた 8 方向の画像として表示する（図 13，14）。SPECT の画像は定性的（相対的）カウントで表示されるため，健常者データベースと比較する際にはカウントを揃える必要がある。すなわち，投与量の違い，検査時間が異なることによる減衰の影響，脳への取り込みの個人差などを考慮する必要がある。

　正規化のための基準部位として，全脳（global；GLB），視床（thalamus；THL），小脳（cerebellum；CBL），橋（pons；PNS）の 4 部位が用いられる（図 15）。ピクセル値の正規化は特定領域（GLB，THL，CBL，PNS）の平均ピクセル値に対する比率に換算して行う。

　たとえば，GLB 正規化は下記の計算式で行う。

$$\text{GLB 正規化後のピクセル値} = \frac{\text{元のピクセル値}}{\text{全脳平均ピクセル値}}$$

　一般的に全脳の正規化を参考にするが，全脳にびまん性の集積低下や局所的に大きな集積低下があると正規化後の全脳平均カウントが持ち上げられるため，集積低下を過小評価してしまう。このような場合には小脳など他の基準部位を参考にするとよい。

図 13　Decrease 画像（AD 症例）

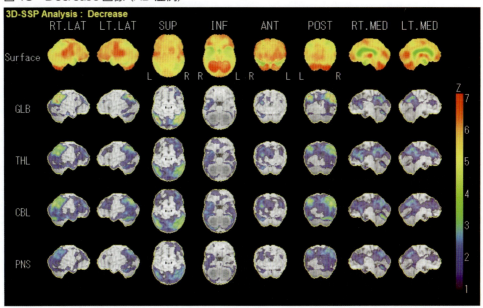

3D-SSPでは一般的に相対的な血流低下部位（decrease）もしくは増加部位（increase）を別々に表示する方法が用いられるが，血流低下部位を青系統で，血流増加部位を赤系統で同時に表示するTwo-tail view表示も用いられる。筆者らは認知症の診断にはDecrease表示（図13，正常圧水頭症を除く）が，パーキンソン症候群の診断にはTwo-tail view表示（図14）が適していると考える。Decrease, Increase表示はTwo-tail view表示よりもZ-score画像のコントラスト表現に優れる。

図14 Two-tail view 画像（PD症例）

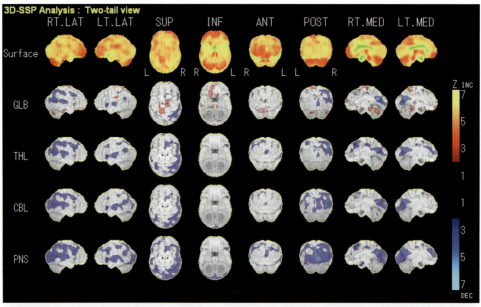

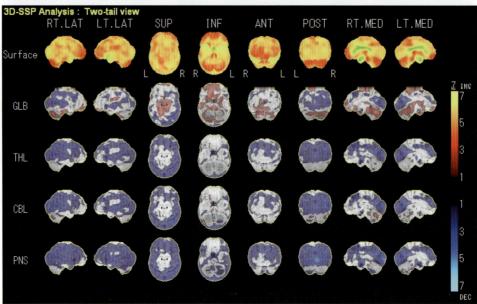

当院では Two-tail view 画像の表示を Z＝2 と Z＝1 の 2 段階で行っている。Z＝2 の画像をベースに検討するが，Z＝2（p＜0.023，片側検定）ではっきりしない場合には Z＝1（p＜0.159）の画像を参考にする（図 14）。なお，"increase＝血流の絶対的増加"を意味しないことに留意されたい。相対評価であるため，血流低下部位とのバランスで血流保持部位が Increase 表示されることがあるので注意を要する。

正規化のための基準部位として，GLB，THL，CBL，PNS（図 15）が用いられるが，3D-SSP 画像の解釈には，各基準部位を正確に把握しておく必要がある。すなわち，GLB，THL，CBL，PNS のいずれにおいても図 15 で示された各部位表面への projection データのみが正規化画像の算出に用いられる。また，THL，CBL においては障害されていない側（カウントの高い側）を基準領域とすることで局所的集積低下の影響をできるだけ受けないよう考慮されている。

図 15　ピクセル値正規化の基準部位

● GLB（全脳）
下記 CBL，PNS 基準部位図の青と赤の領域を合わせた全領域＝15,964 ピクセル

● THL（視床）

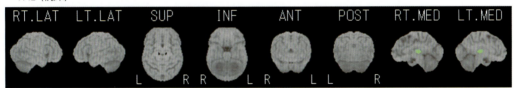

左右それぞれの視床領域（内側面 projection データ）からカウントの高い順に 20 ピクセルを抜き出し，平均カウントの高いほうを利用する。

● CBL（小脳）

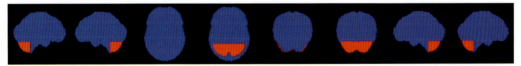

小脳の左右どちらかの脳表 projection データ（小脳虫部を除く）。平均カウントの高いほうを利用する。

● PNS（橋）

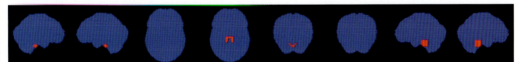

橋の脳表 projection データで，左右区別せず。

脳表画像における関心領域の名称を 3D-SSP VOI Classic より抜粋して図 16 に示す。また，個々の症例解析に用いる健常者データベースとして日本メジフィジックス提供の NDB：GE-VG（例数 23，男性 12，女性 11，平均年齢 64.7±8.0 歳，51〜76 歳）を用いている。

図 16　3D-SSP 関心領域の名称

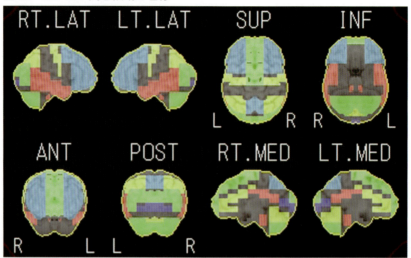

〔3D-SSP VOI Classic を引用改変〕
　頭頂葉内側（＊印）は楔前部（precuneus）に相当する。なお，血流測定を目的に関心領域（VOI）が設定されているので，測定対象外となる境界領域がグレー表示になっている。

代表的疾患の 3D-SSP 解析パターン

　NCD と代表的疾患との群間比較を行った。NCD には神経内科医，放射線科医により臨床的および脳 MRI，脳血流 SPECT に病的異常所見がないと判断された脳血流 SPECT の画像を用いた。群間比較対象群の構成を表 4 に示す。

　図 17〜20 に 3D-SSP 解析の特徴的パターンを，表 5，6 に認知症およびパーキンソン症候群における疾患特有の相対的血流低下および上昇部位を記す。個々の症例をみる際には「Part 3」(→ p 61〜) を参考とされたい。

表 4　3D-SSP 群間比較の対象

対象		人数（男/女）	年齢（歳）	MMSE	注
正常参照画像	NCD	16 (6/10)	74.0±7.3	28.8±1.5 (25〜30)	
認知症	AD	13 (3/10)	77.6±8.8	13.8±4.4 (6〜19)	
	DLB	11 (7/4)	74.4±4.5	20.2±4.3 (13〜25)	
	FTD	9 (5/4)	74.1±7.7	20.5±8.4 (6〜29)	
	NPH	10 (7/3)	74.5±7.1	16.8±6.5 (8〜25)	
パーキンソン症候群	PD	81 (37/44)	73.0±5.9	28.2±1.6	*
	PDD	9 (3/6)	83.0±5.9	18.4±4.3	
	MSA-P	13 (8/5)	71.4±4.0		
	MSA-C	10 (5/5)	68.0±6.8		
	PSP	7 (7/0)	76.1±6.4		**
	CBS	4 (1/3)	77.0±8.0		***

*HY：2.3±0.7　　**Richardson's syndrome　　***右優位に臨床症状あり

図17 認知症の Decrease 画像（GLB，Z-score＝2）

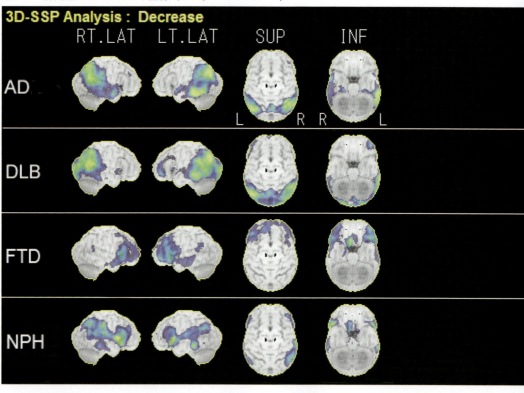

図18 認知症の Two-tail view 画像（GLB，Z-score＝2）

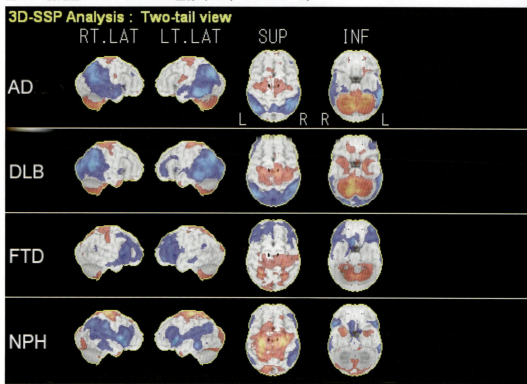

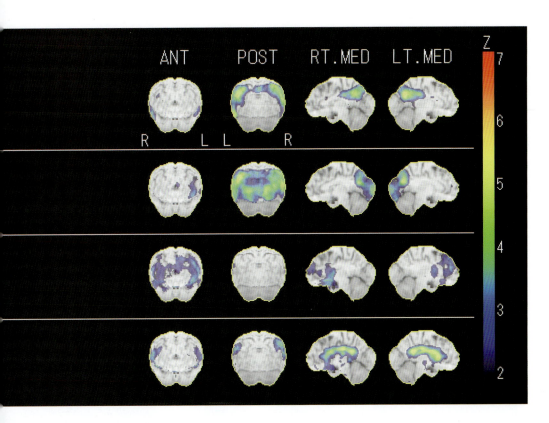
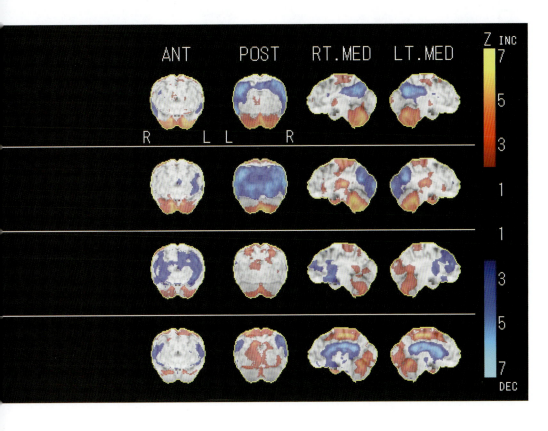

図19 パーキンソン症候群の Decrease 画像（GLB，Z-score＝2）

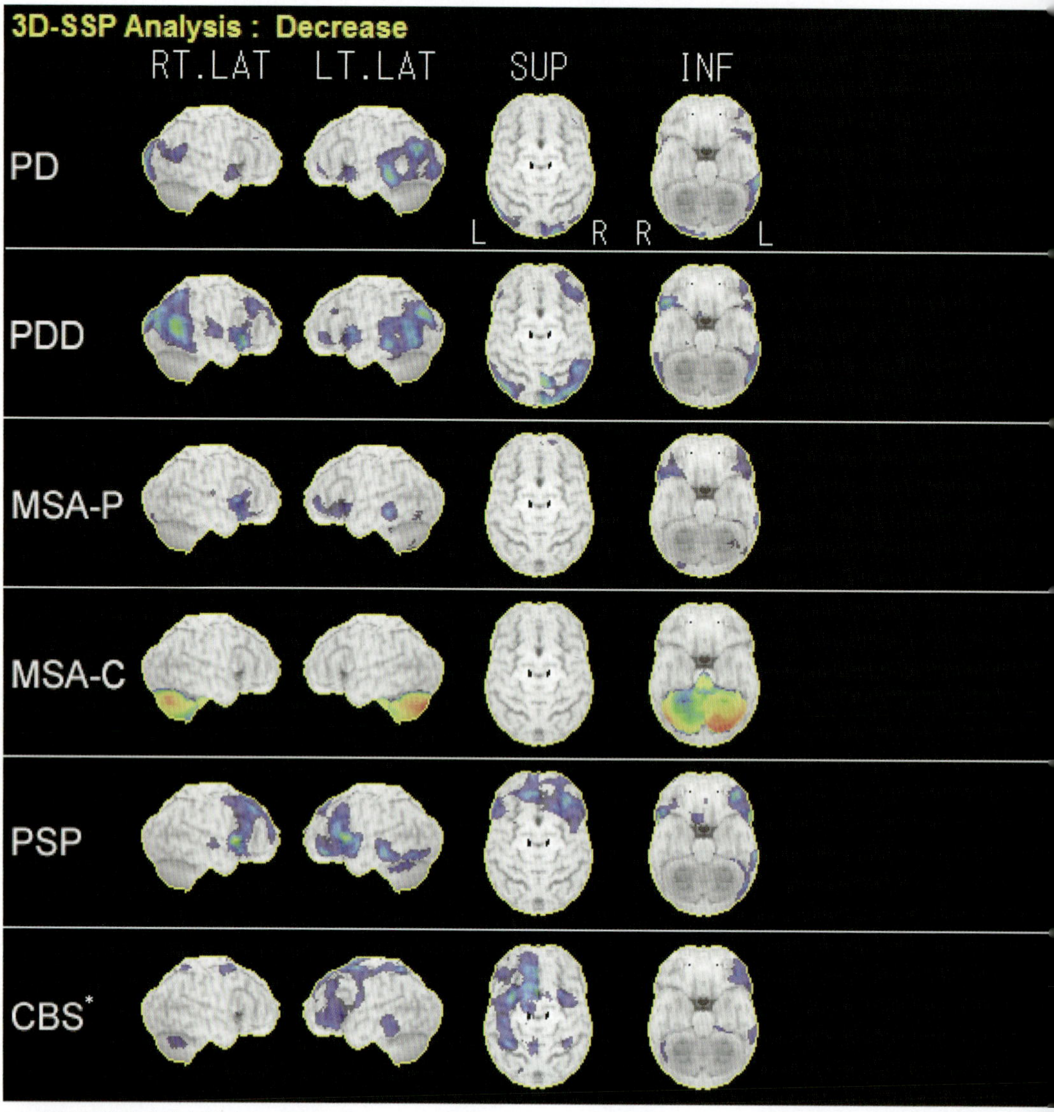

* 右優位に臨床症状を認めたグループ

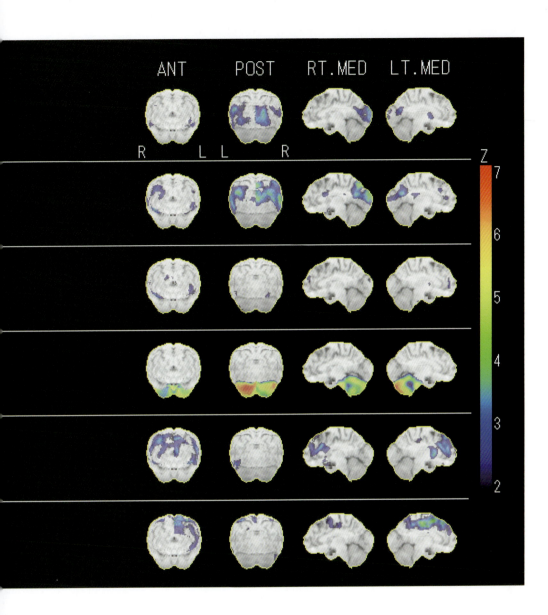

図 20 パーキンソン症候群の Two-tail view 画像（GLB，Z-score＝2）

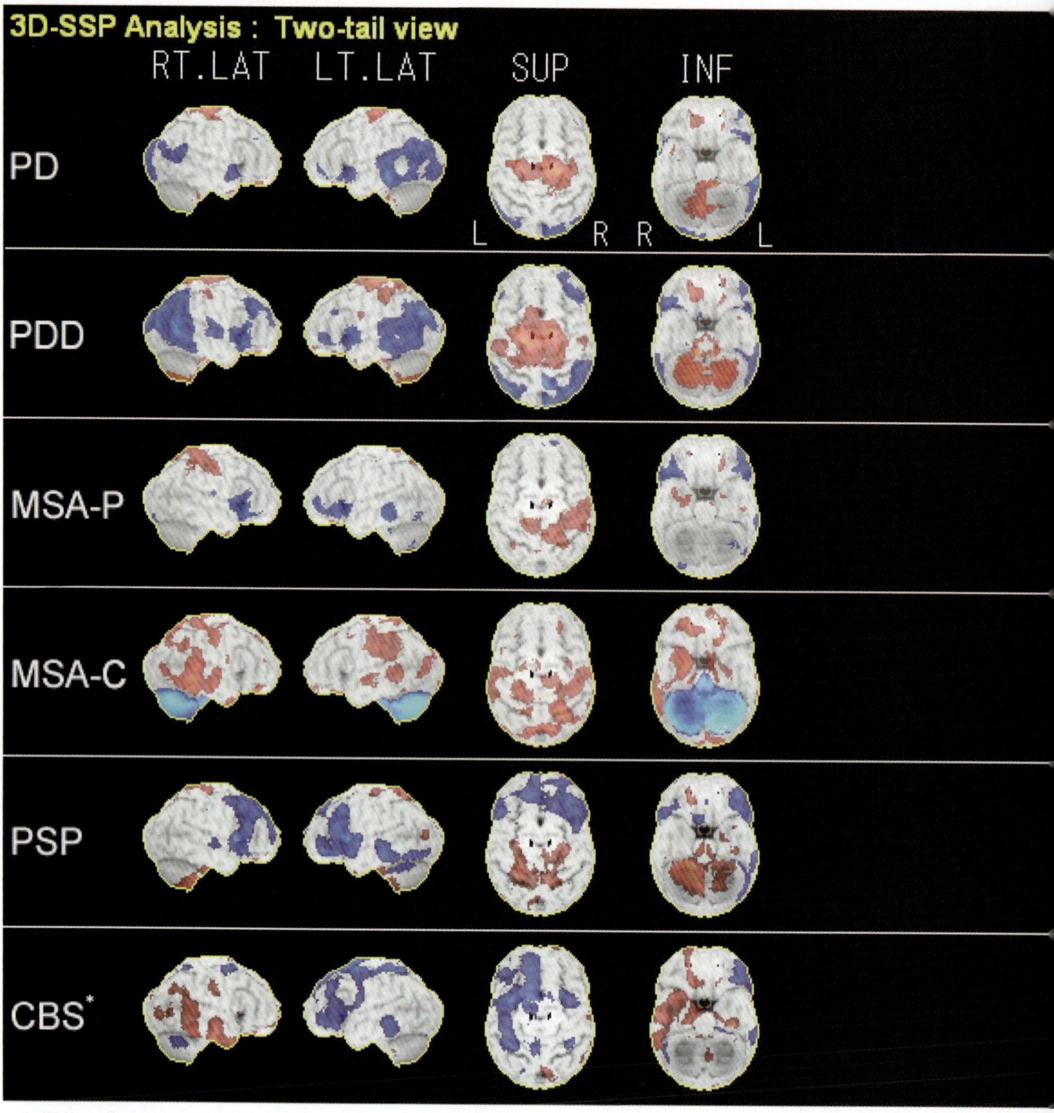

＊右優位に臨床症状を認めたグループ

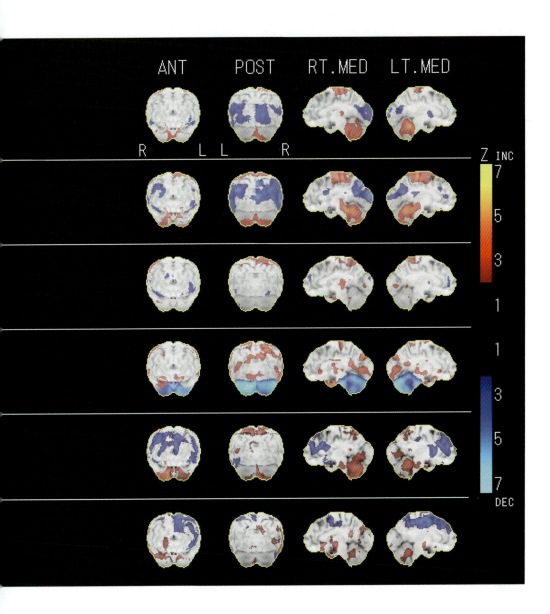

表5　認知症における疾患特有の血流低下・上昇部位（Z-score＝2）

	前頭葉	側頭葉	頭頂葉	後頭葉	PSM	後部帯状回	楔前部	脳梁周辺	小脳
AD		↓	↓		↑	↓	↓		↑
DLB		↓	↓	↓	↑		↓		↑*
FTD	↓				↑				↑*
NPH	↓**	↓**	↓**	↑	↑***	↓		↓	↑*

PSM：primary sensorimotor cortex（一次感覚運動野）
*内側優位　**シルビウス裂近傍　***高位円蓋部一帯

　DLBの後頭葉では，血流が保持されるタイプもあるので注意を要する（→ p 77）。

表6　パーキンソン症候群における疾患特有の血流低下・上昇部位（Z-score＝2）

	前頭葉	側頭葉	頭頂葉	後頭葉	PSM	楔前部	橋	小脳
PD				↓	↑			↑*
PDD		↓	↓	↓	↑	↓		↑*
MSA-P								
MSA-C							↓**	↓**
PSP	↓***							↑*
CBS	↓†		↓†		↓†			

*内側優位　**著明　***とくに内側面　†臨床症状優位側の反対側

　PDの後頭葉に関しては，個々の症例では後頭葉の低下がみられないケースが多々あるが，ここではPD群の人数が多いため，統計感度が上がりdecrease像が示されている。なお，HY重症度が上昇するとdecrease像が表出されやすい。PDDはDLBと同様のパターンを示すが，DLBのほうがより低下する傾向がある。MSA-Pは血流の相対的低下・上昇パターンが不明瞭である。

1-3 DAT SPECT

　DAT SPECT はドパミントランスポータ（dopamine transporter；DAT）に高い親和性を有するイオフルパンを用いて行う SPECT 検査である。わが国では 2014 年 1 月から放射性薬剤［N-ω-fluoropropyl-2β-carbomethoxy-3β-(4-[^{123}I] iodophenyl) nortropane；^{123}I-FP-CIT，ダットスキャン® 静注］が発売され，実施可能となった。黒質線条体ドパミン神経細胞変性を基盤とする疾患の診断に有用な検査である。

黒質線条体路，ドパミンシナプスと ^{123}I-FP-CIT

　黒質緻密部で産生されたドパミンは，黒質線条体路を経て線条体に運ばれる（図 21A）。Neuromelanin 画像（TSE T1WI）の正常例（図 21B）では黒質緻密部の high intensity が保たれており，パーキンソン病症例（図 21C）では消失傾向となる。

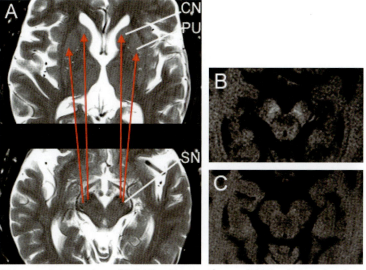

図 21　黒質線条体路

CN：caudate nucleus（尾状核），PU：putamen（被殻），SN：substantia nigra（黒質）

ドパミンはシナプス節前神経においてチロシンから合成され，シナプス小胞膜に存在するvesicular monoamine transporter-2（VMAT-2）によってシナプス小胞にパッケージングされたあと，シナプス間隙に放出される。放出されたドパミンは，ドパミン受容体（D_2）に結合し，シグナルが伝達される。ドパミントランスポータ（DAT）は，線条体ドパミン神経終末に高発現し，シナプス間隙に放出されたドパミンの再取り込みを担っており，再取り込みされたドパミンはふたたびシナプス小胞に充填され再利用される。したがって，[123]I-FP-CITの集積低下は線条体シナプス節前神経の変性を示唆するものである（図22）。

図22　ドパミンシナプスと ^{123}I-FP-CIT

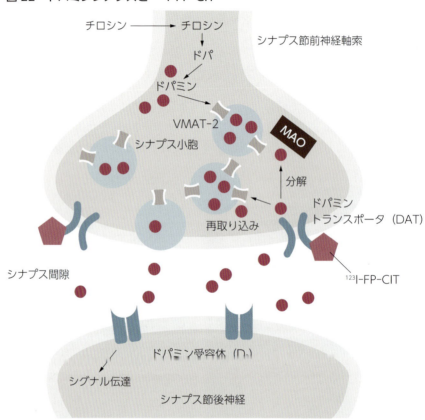

MAO：monoamine oxidases　　〔提供：蓑島先生（ユタ大学）。邦訳のうえ一部改変〕

DAT SPECT 収集条件，再構成条件

当院では検査装置 GE Healthcare Infinia 3 Hawkeye 4 とデータ処理装置 GE Healthcare Xeleris 3.1 を使用して，表7に示す収集条件，表8に示す画像再構成条件で DAT SPECT 検査を行っている。

表7 DAT SPECT 収集条件

投与量	111〜185MBq：167MBq (2.25mL)/シリンジ1本
使用コリメータ	LEHR
回転半径	15cm（通常）
撮影開始時間	投与後210分
収集モード	Continuous
収集角度	4°/ステップ
ステップ数	45
時間/ステップ	4秒
回転数	360°×10
画像収集時間	30分
エネルギーウインドウ	159keV±10%
散乱線ウインドウ	130keV±10%
収集拡大率	1.5
マトリックスサイズ	128×128
ピクセルサイズ	2.94×2.94mm
スライス厚	2.94mm

LEHR：Low Energy High Resolution

表8 DAT SPECT 再構成条件

画像処理フィルタ	Butterworth
次数（power）	10
遮断周波数	0.55cycles/cm
画像再構成法（Iteration，Subset）	OSEM (Ite：6, Sub：10)
吸収補正	あり（CT補正）
散乱線補正	実施

OSEM：ordered subset expectation maximization

DaT View

　DaT View（日本メジフィジックス）は Bolt 法[13]を用いて画像の半定量解析を行い，正規化画像を表示するソフトである。

　Bolt 法では，SPECT 装置の空間分解能が粗く，かつ，線条体容積が小さいことに由来する部分容積効果の影響を除去するために，大きい長方形断面の線条体 ROI（片側：約 61×48 mm，図 23）を用いる。ROI の位置決めは，加算画像上に置かれた線条体 ROI（図 23）の水平移動と加算の範囲を示すスラブ（slab，約 44 mm 厚，図 24）の垂直移動とで行い，すべての線条体カウントがスラブ内の線条体 ROI に収まるように調整する（図 25）。なお，当院の SPECT の画像のボクセル Z 軸長は 2.94 mm であり，スラブに 15 スライスが含まれる。

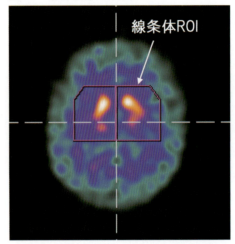

図 23　加算画像と線条体 ROI

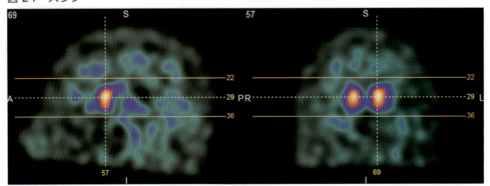

図 24　スラブ

図 25　スラブに含まれるスライス

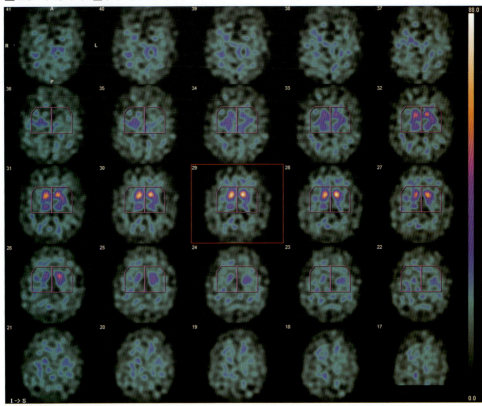

線条体 ROI 表示のあるスライスがスラブに含まれる。

Bolt 法では非特異的結合領域（参照 ROI，図 26）がオートマチックに次のページで示すステップ（①〜⑤）を踏んで求められる。

図 26　非特異的結合の参照 ROI

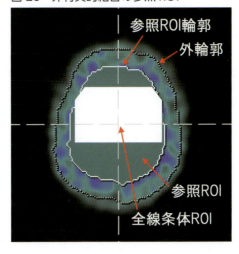

①加算画像（図23）から最大非特異的結合濃度（the maximum pixel counts value of the "non-specific" uptake；Mns）を抽出するために，全線条体 ROI（左右の線条体 ROI をカバー。図26）内のすべてのピクセル値を0で埋め，その画像を3回平滑化した画像から Mns を抽出する。

②オリジナル加算画像（図23）の全線条体 ROI 内の Mns よりも高いカウントをすべて Mns に置き換える。

③上記②の画像を20回平滑化し，閾値（Mns の50％）を用いて外輪郭を定める。なお，当院では50％の代わりに約30％を用いている。

④部分容積効果が大きい頭の外周を除去するために，外輪郭の内側約20 mm に参照 ROI 輪郭を定める。

⑤参照 ROI 輪郭の内側で全線条体 ROI の外側の領域（緑色）が参照 ROI となる。

半定量的指標である specific binding ratio（SBR）は次式で定義され，左右の線条体各々に対して求められる。

$$SBR = C_s/C_r \quad \cdots\cdots(1)$$

　　　C_s：線条体の特異的結合濃度（線条体実容積換算の濃度）
　　　C_r：参照 ROI の非特異的結合濃度

C_r は次式で得られる。

$$C_r = \frac{参照\ VOI\ 総カウント}{参照\ VOI\ 容積} \quad \cdots\cdots(2)$$

ROI の立体的表現に VOI を用いる。

次に C_s を求めるにあたり，線条体 VOI の Back Ground（B.G.）の濃度＝C_r と仮定する。線条体 VOI の総カウントから線条体 VOI の B.G. 総カウントを差し引くと特異結合の総カウントが得られる。この値を線条体実容積（片側：11.2 mL）で除算して C_s が得られる。

$$C_s = \frac{線条体\ VOI\ 総カウント - C_r \times 線条体\ VOI\ 容積}{線条体実容積} \quad \cdots\cdots(3)$$

式（2），（3）で得られた値を式（1）に代入して SBR を得る。

なお，上記は Tossici-Bolt らの論文[13]に沿って記述したので DaT View のプログラムとは多少異なる可能性がある。

また，左右線条体のSBRの非対称性指数（Asymmetry Index；AI）は下記の計算式で求められる[14]。

$$AI = \left| \frac{SBRleft - SBRright}{\left(\frac{SBRleft + SBRright}{2}\right)} \right| \times 100 \, [\%]$$

参照ROIの非特異的結合濃度で正規化された画像（Cr=1）とSBR・AIの値がDaT View Resultとして表示される（図27）。当院ではカラー表示にGE colorbarを用いている。

図27　DaT View Result

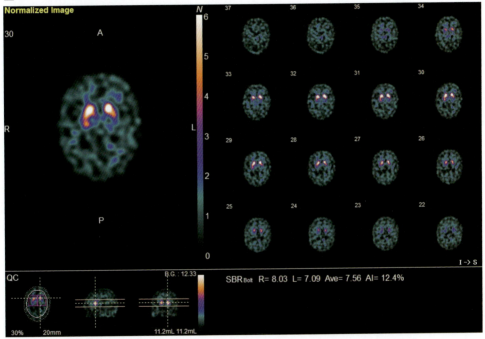

　Boltらの論文ではSBRの正常と非正常のカットオフ値＝4.5とされている。ただし，吸収補正は行っているが散乱性補正とコリメータの隔壁透過補正を行っていないので，両補正を行い，カメラの違いに左右されない普遍的カットオフ値を得ることが望ましい，と論文には記されている。

　当院における線条体集積低下が認められなかった症例15名（平均年齢72.1±6.3）のSBRはR=7.3±0.7，L=7.3±0.9であり，PD 20名（平均年齢71.4±7.9, HY 2.4±0.7）のSBRはR=3.7±0.8，L=3.1±1.0であった。今後さらにデータを積み重ねて適切なカットオフ値を得たいと考える。

代表的疾患の DAT SPECT 画像

当院で撮影した代表的 DAT SPECT 画像を図 28, 29 に示す。

図 28 は正常例および正常に近い集積パターンを示した症例であり，図 29 は集積低下症例である。ここに示した症例の多くは Scherfler ら[15]，および Kägi ら[16] の報告にある正常集積例，および集積低下例との一致をみた。

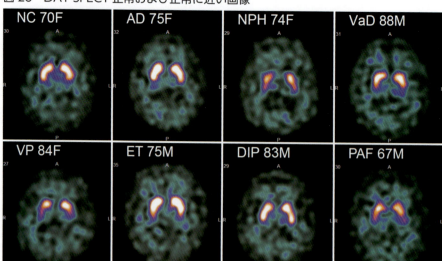

図 28 DAT SPECT 正常および正常に近い画像

VaD：血管性認知症，VP：血管性パーキンソン症候群，ET：本態性振戦，DIP：薬剤性パーキンソン症候群，PAF：純粋自律神経不全症。

図 29 DAT SPECT 集積低下画像

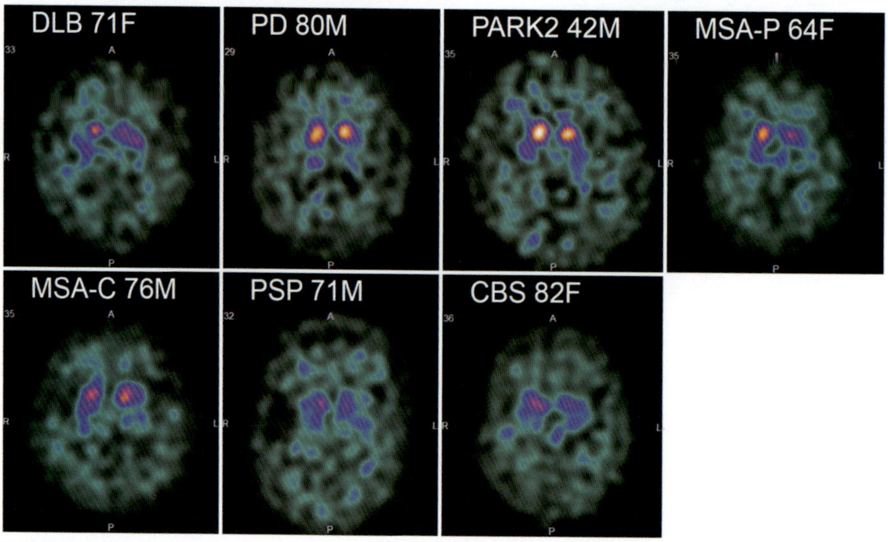

PARK2：家族性パーキンソン病の1病型，常染色体劣性遺伝性若年性パーキンソニズム (AR-JP)。

留意すべきこと

注意事項全般が日本核医学会，日本神経核医学研究会から発行された「イオフルパン診療ガイドライン 第1版 2014年1月31日」に記されているが，下記事項に留意したい。

1. 薬剤併用・アレルギーの確認

- イオフルパンSPECTに影響を与える薬物（選択的セロトニン再取り込み阻害薬，中枢神経刺激薬）の服薬状況を確認し，服薬中であれば5半減期以上の休薬を考慮する[16-18]。
- アルコール過敏症，飲酒に対する拒絶反応の問診を行い，過敏症がある場合は医師に相談する。

2. SWEDDs (Scan Without Evidence of Dopaminergic Deficits)

- 海外臨床試験において，臨床診断でPDと診断されたにもかかわらずDAT SPECTで異常所見が認められない症例が5～20%程度あると報告されている。これらの患者はSWEDDsと呼ばれ，診断困難な本態性振戦やジストニアなどを含むと考えられており，既存の臨床診断ではPDと誤診されるケースがある[19-21]。したがって，臨床的にPDあるいはパーキンソン症候群を疑われた症例のなかにDAT SPECTが正常である可能性がある点に留意する必要がある。

DaTQUANT

本書ではDaT Viewを用いてDAT SPECT画像を表示しているが，他の線条体ROI解析アプリケーションの1つとしてDaTQUANT (GE Healthcare) がある。高価ではあるがDaT Viewにない機能が具備されているので，症例データを蓄積することによってPDと他のパーキンソン症候群との鑑別診断の一助となる可能性がある。

DaT Viewが全脳（スラブ領域）を参照領域（B.G.）として左右の線条体のSBR_{Bolt}を求めるのに対して，DaTQUANTは後頭葉をB.G.として，左右のStriatum（線条体），Caudate（尾状核），Anterior putamen（被殻前部），Posterior putamen（被殻後部），およびPutamen（被殻全体）からなる各VOIのSBRを求めるツールである。また，被殻と尾状核の比（Putamen/Caudate）が算出される。さらに，当該施設の検査装置で撮影された正常参照画像（NCD）の上記各VOIの平均値（NCmean）と標準偏差値（NCsd）を入力しておくと，症例画像の各VOIの値（Pt.uptake）に対して下記の式(1)による統計解析が行われる。

$$\text{Num of SD from mean} = (\text{Pt.uptake} - \text{NCmean})/\text{NCsd} \quad \cdots (1)$$

当院の Normal データは DaT View の SBR が 6 以上（異常に高い例を除く）で，線条体の取り込みパターンが正常と思われる症例 15 名（平均年齢 72.1±6.3）より求めた。健常者の値より亢進している可能性も考えられる。

次に，症例画像（MSA-C）を用いて説明する。

オリジナル画像は図 30 に示すように，標準脳 Template に normalize（解剖学的標準化）される。Template の各スライスには図 31 に示す線条体，および，参照領域の ROI が設定されている。この症例の出力値は表 9 に示すように，目的に応じて，異なる表形式で出力される。図 32 に統計画像（Num of SD from mean）の画像を示す。

図 30 　標準脳 Template に normalize された画像

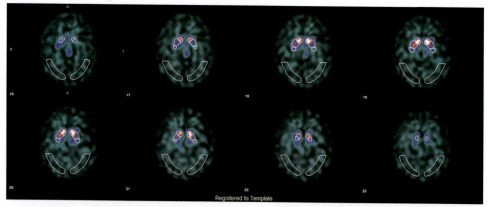

図 31 　DaTQUANT の ROI

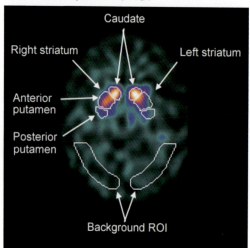

Striatum：Caudate＋Putamen，Putamen：Anterior putamen＋Posterior putamen

図 32 　統計画像

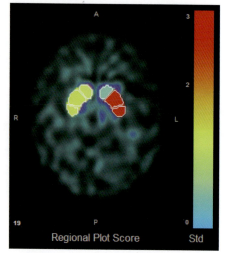

統計画像（Decrease）が表示され，カラーバーのブルーが Num of SD from mean＝0，レッドが 3 となる。なお，データ処理装置 GE Healthcare Xeleris 3.1 に搭載されている DaTQUANT では Anterior，Posterior を区別しない Putamen 全体としての統計画像表示となるので注意を要する。

表9 DaTQUANTの値

A

	Striatum Right	Striatum Left	Anterior Putamen Right	Anterior Putamen Left	Posterior Putamen Right	Posterior Putamen Left	Caudate Right	Caudate Left
Patient uptake	2.93	2.71	2.79	2.33	2.06	1.26	3.47	3.96
Nomal (±1 SD)	3.41 (±0.28)	3.41 (±0.28)	3.32 (±0.30)	3.34 (±0.32)	2.17 (±0.51)	2.10 (±0.45)	4.04 (±0.47)	4.19 (±0.46)
Percent deviation	−14.1%	−20.5%	−16.0%	−30.3%	−05.2%	−39.9%	−14.2%	−05.4%
Num of SD from mean	−1.72	−2.49	−1.77	−3.16	−0.22	−1.86	−1.22	−0.49

B

	Striatum Right	Striatum Left	Putamen Right	Putamen Left	Caudate Right	Caudate Left	Put/Caud Ratio Right	Put/Caud Ratio Left
Patient uptake	2.93	2.71	2.61	2.03	3.47	3.96	0.81	0.61
Nomal (±1SD)	3.41 (±0.28)	3.41 (±0.28)	3.04 (±0.32)	2.99 (±0.32)	4.04 (±0.47)	4.19 (±0.46)	0.81 (±0.09)	0.77 (±0.09)
Percent deviation	−14%	−20%	−14%	−32%	−14%	−05%		
Num of SD from mean	−1.72	−2.49	−1.35	−3.00	−1.22	−0.49		

〔DaTQUANT出力からワーディングを維持して改変〕

DaTQUANT 理解の一助として，健常者とPD (HY 2) のDaTQUANTの値を表10に，また，それぞれの統計画像を図33，34に示す．

表10 健常者・PD症例のDaTQUANTの値

	Striatum		antPutamen		postPutamen		Putamen		Caudate		Put/Ca Ratio	
	R	L	R	L	R	L	R	L	R	L	R	L
NCD (SD)	3.4 (0.3)	3.4 (0.3)	3.3 (0.3)	3.3 (0.3)	2.2 (0.5)	2.1 (0.5)	3.0 (0.3)	3.0 (0.3)	4.0 (0.5)	4.2 (0.5)	0.81 (0.09)	0.77 (0.09)
健常者	3.7	3.5	3.8	3.6	3.2	2.7	3.6	3.4	3.8	3.8	0.95	0.92
	1.0	0.3	1.5	0.9	1.9	1.3	1.8	1.2	−0.4	−1.0		
PD	1.5	1.8	1.1	1.4	0.7	0.8	1.0	1.2	2.4	2.7	0.59	0.60
	−6.8	−5.9	−7.4	−6.1	−2.9	−2.9	−6.4	−5.5	−3.6	−3.2		

Put/Ca：Putamen/Caudate．上の行は各VOIのSBRとPut/Ca Ratioを，下の行（グレー）はNum of SD from meanを示す．SBRとNum of SD from meanに関しては，DaTQUANT出力値の少数点以下2桁目を四捨五入して示した．

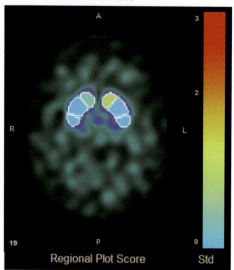

図33 健常者の統計画像

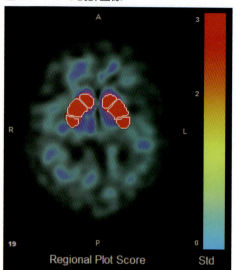

図34 PDの統計画像

　DaT Viewでは解像力の粗いDAT SPECTの画像を用いて頭の位置調整を行うのでSBRの値に影響する頭のねじれや左右の傾きの補正がラフになる。そのためパーキンソン徴候の障害優位側がSBRの左右非対称性で説明できないケースがある。

　DaTQUANTではDAT SCAN template（リガンド・テンプレート）にDAT SPECT症例画像をnormalizeし，テンプレート上に置かれたROIを基にSBRの値を算出する。Normalizeに用いられるDAT SCAN templateは，複数の健常者個々のDAT SPECTを各人のMRIにcoregistrationし，次にMRIとMRIにcoregistrationされたDAT SPECTとを同時にMNI空間のICBM152 T1 imageにnormalizeすることによって得られた複数画像の加算平均画像である。したがって精度が高い。また，筆者らの経験では，機能画像をリガンド・テンプレートにnormalizeすると精度の高い解剖学的標準化画像が得られる。以上のことを考慮するとDaTQUANTの左右非対称性検出能はDaT Viewよりも高いと推測される。

　本項の記述にあたって，GE HealthcareのDaTQUANT White Paperを参照した。

　なお，臨床編に載せたDAT SPECT実施症例のDaTQUANTの値を付録の表に示す（→p 173）。

1-4 脳MRI・血流正常画像

Part 1 の最後に，67歳，女性（MMSE 30，FAB 14）の正常画像を示す（図35）。

図35 脳MRIと血流正常画像

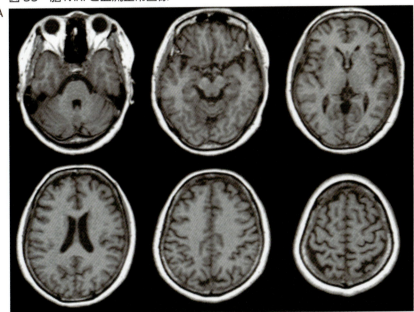

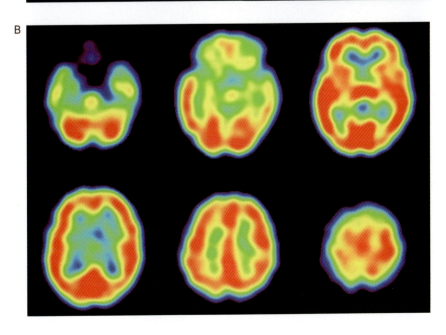

図 35A の MRI T1 強調像では，脳溝は 67 歳としては目立たず，両側海馬，海馬傍回を含めて病的萎縮はない．基底核，視床の形態も正常で，側脳室や第三脳室の拡大はなく，小脳や脳幹萎縮もない（VSRAD 0.49）．

また，図 35B の SPECT（上記の MRI 水平断像と同一レベルにおける脳血流像）では，前頭葉，側頭葉，後頭葉，頭頂葉，前部帯状回，後部帯状回，楔前部，線条体，視床，小脳，脳幹における集積が保持されている．

文　献

1) Ashburner J, Friston KJ. Voxel-based morphometry-the methods. Neuroimage 2000；11 (6 Pt 1)：805-821
2) Baron JC, Chételat G, Desgranges B, et al. In vivo mapping of gray matter loss with voxel-based morphometry in mild Alzheimer's disease. Neuroimage 2001；14：298-309
3) Matsuda H, Mizumura S, Nemoto K, et al. Automatic voxel-based morphometry of structural MRI by SPM 8 plus diffeomorphic anatomic registration through exponentiated lie algebra improves the diagnosis of probable Alzheimer Disease. AJNR Am J Neuroradiol 2012；33：1109-1114
4) Ashburner J. A fast diffeomorphic image registration algorithm. Neuroimage 2007；38：95-113
5) Ashburner J, Friston KJ. Unified segmentation. Neuroimage 2005；26：839-851
6) Talairach J, Tournoux P. Co-planar Stereotaxic Atlas of the Human Brain. Thieme New York, 1988
7) 井上優介．脳血流シンチグラム製剤の集積機序．核医学 1998；35：93-97
8) Iida H, Akutsu T, Endo K, et al. A multicenter validation of regional cerebral blood flow quantitation using [123I] iodoamphetamine and single photon emission computed tomography. J Cereb Blood Flow Metab 1996；16：781-793
9) Ito H, Inoue K, Goto R, et al. Database of normal human cerebral blood flow measured by SPECT：I. Comparison between I-123-IMP, Tc-99m-HMPAO, and Tc-99m-ECD as referred with O-15 labeled water PET and voxel-based morphometry. Ann Nucl Med 2006；20：131-138
10) Minoshima S, Frey KA, Koeppe RA, et al. A diagnostic approach in Alzheimer's disease using three-dimensional stereotactic surface projections of fluorine-18-FDG PET. J Nucl Med 1995；36：1238-1248
11) Matsuda H, Mizumura S, Soma T, et al. Conversion of brain SPECT images between different collimators and reconstruction processes for analysis using statistical parametric mapping. Nucl Med Commun 2004；25：67-74
12) Tsuchida T, Nishizawa S, Yonekura Y, et al. SPECT images of technetium-99m-ethyl cysteinate dimer in cerebrovascular diseases：comparison with other cerebral perfusion tracers and PET. J Nucl Med 1994；35：27-31
13) Tossici-Bolt L, Hoffmann SMA, Kemp PM, et al. Quantification of [123I] FP-CIT SPECT brain images：an accurate technique for measurement of the specific binding ratio. Eur J Nucl Med Mol Imaging 2006；33：1491-1499
14) Nobili F, Naseri M, De Carli F, et al. Automatic semi-quantification of [123I] FP-CIT SPECT scans in healthy volunteers using BasGan version 2：results from the ENC-DAT database. Eur J Nucl Med Mol Imaging 2013；40：565-573
15) Scherfler C, Schwarz J, Antonini A, et al. Role of DAT-SPECT in the diagnostic work up of parkinsonism. Mov Disord 2007；22：1229-1238
16) Kägi G, Bhatia KP, Tolosa E. The role of DAT-SPECT in movement disorders. J Neurol Neurosurg Psychiatry 2010；81：5-12
17) Booij J, de Jong J, de Bruin K, et al. Quantification of striatal dopamine transporters with 123I-FP-CIT SPECT is influenced by the selective serotonin reuptake inhibitor paroxetine：a double-blind, placebo-controlled, crossover study in healthy control subjects. J Nucl Med 2007；48：359-366

18) Booij J, Kemp P. Dopamine transporter imaging with [^{123}I] FP-CIT SPECT : potential effects of drugs. Eur J Nucl Med Mol Imaging 2008 ; 35 : 424-438
19) Schneider SA, Edwards MJ, Mir P, et al. Patients with adult-onset dystonic tremor resembling parkinsonian tremor have scans without evidence of dopaminergic deficit (SWEDDs). Mov Disord 2007 ; 22 : 2210-2215
20) Schwingenschuh P, Ruge D, Edwards MJ, et al. Distinguishing SWEDDs patients with asymmetric resting tremor from Parkinson's disease : a clinical and electrophysiological study. Mov Disord 2010 ; 25 : 560-569
21) Sixel-Doring F, Liepe K, Mollenhauer B, et al. The role of 123I-FP-CIT-SPECT in the differential diagnosis of Parkinson and tremor syndromes : a critical assessment of 125 cases. J Neurol 2011 ; 258 : 2147-2154

Part 2

鑑別診断に有用な検査

2-1 MIBG心筋シンチグラフィー

概要

　MIBG (meta-iodobenzylguanidine) 心筋シンチグラフィーは，一般的にLewy小体病 (Lewy body disease；LBD) の鑑別診断，すなわちLewy小体が発現する病態をもつ疾患の鑑別に有用な検査として知られ，バイオマーカーとしての地位が確立されてきた検査法で，節後性交感神経である心臓交感神経障害を判別するものである。LBDはPD，DLB，純粋自律神経不全症 (pure autonomic failure；PAF) を包含するが，PDは主に中脳に，DLBは主に大脳皮質に，Lewy小体の発現をみる。

　こうしたLBDでは発症早期あるいは発症前から心臓交感神経にαシヌクレインが沈着し，心臓交感神経の変性と脱落が起こるため，心筋でのMIBG集積低下を生じる。このLBDにおける典型的なMIBG心筋集積低下パターンは，MIBG早期像 (early image) よりも後期像 (delayed image) の数値が低下し，wash out率が亢進する点にあり，MIBGの心筋におけるretentionの低下を意味する。

臨床応用

　MIBG心筋シンチグラフィーはパーキンソン症候群ではPDとその類縁疾患，すなわちMSA，PSP，CBS，drug induced parkinsonism，vascular parkinsonism，家族性パーキンソン病であるPARK2などとの鑑別，認知症ではDLBとその他の認知症疾患，すなわちAD，FTD，VaD，NPHなどとの鑑別に汎用される。さらに，PDでは運動症状や非運動症状との関連，レム睡眠行動異常症との相関，予後予測，DAT SPECTとの対比などとも検討されており，MIBG集積機序に関する基礎的知見に加え，臨床研究も年々集積されている[1-8]。

留意点

　MIBGシンチグラフィーについて認識しておくべき点がいくつかあるが，まずincidental Lewy body disease (iLBD) の存在について取り上げる。iLBDはLBDとしての臨床症状をまったく呈さないが，Lewy小体が出現している病態をさす。すなわち，LBDとしては発症前の状態である。実際に典型的な臨床所見と剖検が得られた大脳皮質基底核変性症 (corticobasal degeneration；CBD) やMSAであっても生前に心筋MIBG集積が低下していた症例があり，交感神経節にLewy小体が確認されている[5,6]。

次に心疾患であるが，虚血性心疾患や心不全が MIBG 集積低下をきたす。虚血性心疾患は虚血領域に一致した局所的低下，心不全は後期像の低下が高度であるが，LBD では心筋全体の無集積パターンが特徴的である。

　DAT SPECT が可能となった昨今では，医療経済学的な観点を考慮した検査法の選択が要求されるが，MIGB 心筋シンチグラフィーと DAT SPECT の両検査がともに異常所見を呈する症例は，特殊な合併症や両検査の集積に影響のあるセロトニン・ノルアドレナリン再取り込み阻害薬（serotonin-norepinephrine reuptake inhibitor；SNRI）や三環系・四環系抗うつ薬などの服薬がなければ，ほぼ LBD の存在が肯定される。一方，両検査がともに正常な場合は，LBD の存在は否定できると考えてよい。このように，MIBG 心筋シンチグラフィーは有益な情報を提供するが，その解釈には前述した基本的事項を理解しておく必要がある。

当院における MIBG 撮影方法

　^{123}I-MIBG 心筋シンチグラフィーは，脳血流 SPECT 撮影と同様に GE Healthcare 製 INFINIA3 Hawkeye（HE）4 を用いて，MIBG 集積に影響を与える三環系・四環系抗うつ薬，カルシウム拮抗薬，交感神経作用薬を中止して撮像する。MIBG を 111 MBq 投与し，胸部のプラナー（平面）正面像を静注後 15 分と 3 時間後にそれぞれ早期像，後期像として撮像する。^{123}I の photopeak は 159 keV±10％，マトリックスサイズは 512×512 で，左心室と上縦郭に ROI を設定して心筋/縦隔比（H/M 比），および WR（washout rate）を計測する。

　ここで，H/M 比，および WR は，式（1），および式（2）から求められる。

$$\text{H/M 比} = \frac{H}{M} \quad \cdots\cdots\cdots (1)$$

H：heart mean（心臓 ROI の値），M：mediastinum mean（縦隔 ROI の値）

$$WR = \frac{(\text{early H} - \text{delayed H})}{\text{early H}} \times 100\,(\%) \quad \cdots\cdots\cdots (2)$$

減衰補正を行っているが，バックグラウンド補正は行っていない。

　当院における代表的疾患群および正常群の MIBG 心筋シンチグラフィー値を表 1 に[8]，代表的症例，および正常例の MIBG 画像とその H/M 比，WR の値を図 1 に示す。

表1 疾患背景とMIBG心筋シンチグラフィー

疾患名	人数（人，男/女）	年齢（歳）	H/M比		WR（%）
			early	delayed	
DLB	6 (5/1)	68±8	1.3±0.1	1.2±0.1	39±5
PD	36 (24/12)	64±9	1.5±0.2	1.4±0.2	42±6
MSA	14 (8/6)	63±8	1.9±0.3	1.9±0.4	35±7
NC	16 (11/5)	64±9	2.0±0.2	2.1±0.2	35±4

平均±標準偏差

図1 症例および正常例のMIBG画像

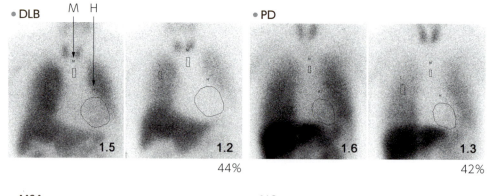

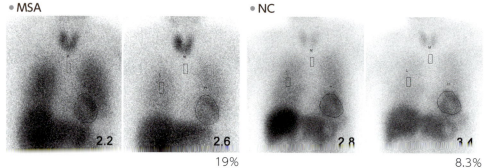

各画像内の数字はH/M比を，画像下の数字はWRを示す。

なお，総括するとMIBG心筋シンチ集積低下，および正常例として，下記疾患が挙げられるが，わが国を中心に研究されてきたMIBG心筋シンチグラフィーに関する知見は最新の総説を参照されたい[1, 2]。

- 低下例：PD，PDD，DLB，PAF
- 正常例：NC，MSA，PSP，CBD，VP，ET，AD，FTD，PARK2

2015年にMIBG心筋シンチグラフィーの定量指標であるH/M比の標準化を目的としたソフト Standardized Method for Automatic ROI seTting in MIBG study (smart-MIBG) が富士フィルムRIファーマからリリースされた。半自動的にROIが設置されるため，術者間の変動が抑えられる[9]。また，各種のコリメータを用いて撮影された異なる施設のH/M比が，標準条件の中エネルギー (medium energy；ME) コリメータのH/M比に補正されるので，施設間の変動が抑えられ，多施設共同研究が可能となる[10]。

2-2　MMSE

　MMSE (Mini-Mental State Examination) は米国の精神科医によって精神疾患を有する患者の精神機能のなかから認知機能だけを簡便に評価する方法として考案された[11]。11の質問で構成され，10〜15分で実施できる検査である。現在では認知症のスクリーニングテストとして国際的に広く用いられている。11の質問は，① 時の見当識 (5点)，② 場所の見当識 (5点)，③ 3単語の記銘 (3点)，④ 注意と計算 (5点)，⑤ 3単語の遅延再生 (3点)，⑥ 物品呼称 (2点)，⑦ 文の復唱 (1点)，⑧ 3段階命令 (3点)，⑨ 文の理解 (1点)，⑩ 文の書字 (1点)，⑪ 図形模写 (1点)，から成る。MMSEの最高総得点は30点で，認知症か否かのカットオフ値は23/24点が妥当である，と考えられている。

2-3　FAB

　FAB (Frontal Assessment Battery) はフランスの神経内科医によって考案されたベッドサイドにおいて短時間で行える前頭葉機能評価のための認知行動バッテリーである[12]。① 概念化，② 知的柔軟性，③ 運動プログラミング，④ 葛藤，⑤ 抑制，⑥ 被影響性 (把握反応) の6つのサブセットから成り，検査時間は約10分である。検査の詳細を表2[12,13]に示す。

表2 FAB (Frontal Assessment Battery)

	方法・手順	得点		採点基準
類似性	◇概念化 「次の2つは，どのような点が似ていますか？」 ①バナナとオレンジ（果物） ②机と椅子（家具） ③チューリップとバラとヒナギク（花） ①のみヒント可：完全な間違いの場合や「皮がある」など部分的な間違いの場合は「バナナとオレンジはどちらも……」とヒントを出す。②③はヒントなし	3 2 1 0	3つとも正答 2つ正答 1つ正答 正答なし	《回答》 ① ② ③
語の流暢性	◇柔軟性 「'か'で始まる単語をできるだけたくさん言ってください。ただし，人の名前や固有名詞は除きます」制限時間は60秒。最初の5秒間反応がなかったら「たとえば，紙」とヒントを出す。さらに10秒間黙っていたら「'か'で始まる単語なら何でもいいですから」と刺激する。 同じ単語の繰り返しや変形「傘，傘の柄など」），人の名前，固有名詞は正答としない。	3 2 1 0	10語以上 6～9語 3～5語 2語以下	《回答》
運動系列	◇運動プログラミング 「私がすることをよく見ておいてください」 検者は左手でLuriaの系列「拳fist-刀edge-掌palm」を3回実施する。「では，右手で同じことをしてください。はじめは私と一緒に，次は独りでやってみてください。」と言う。 《メモ》	3 2 1 0	被検者独りで，正しい系列を6回連続してできる 被検者独りで，正しい系列を少なくとも3回連続してできる 被検者独りではできないが，検者と一緒に正しい系列を3回連続してできる 検者と一緒でも正しい系列を3回連続ですることができない	
葛藤指示	◇干渉刺激に対する敏感さ 「私が1回叩いたら，2回叩いてください」 被検者が指示を理解したことを確かめてから，次の系列を試行する：1-1-1 次は，「私が2回叩いたら，1回叩いてください」 被検者が指示を理解したことを確かめてから，次の系列を試行する：2-2-2 そして，次の系列を実施する：1-1-2-1-2-2-2-1-1-2	3 2 1 0	間違いなく可能 1，2回の間違いで可能 3回以上の間違い 被検者が4回連続して検者と同じように叩く	《メモ》
Go/No-Go	◇抑制コントロール 「私が1回叩いたら，1回叩いてください」 被検者が指示を理解したことを確かめてから，次の系列を試行する：1-1-1 次は，「私が2回叩いたら，叩かないでください」 被検者が指示を理解したことを確かめてから，次の系列を試行する：2-2-2 そして，次の系列を実施する：1-1-2-1-2-2-2-1-1-2	3 2 1 0	間違いなく可能 1，2回の間違いで可能 3回以上の間違い 被検者が4回連続して検者と同じように叩く	《メモ》
把握行動	◇環境に対する被影響性 「私の手を握らないでください」 被検者に両手の手掌面を上に向けて膝の上に置くよう指示する。検者は何も言わないか，あるいは被検者の方を見ないで，両手を被検者の手の近くに持っていって両手の手掌面に触れる。そして，被検者が自発的に検者の手を握るかどうかを見る。もし，被検者が検者の手を握ったら，「今度は，私の手を握らないでください」と言って，もう一度繰り返す。	3 2 1 0	被検者は検者の手を握らない 被検者は戸惑って，何をすればいいのか尋ねてくる 被検者は戸惑うことなく，検者の手を握る 被検者は握らなくともいいと言われた後でも，検者の手を握る	
		合計	/18	

〔文献12，13）より引用改変〕

2-4　OSIT-J

　OSIT-J (Odor Stick Identification Test for Japanese) は嗅覚の同定能力検査キット（図2）で，日本人に馴染みのある多様なにおい12種類（花，果物，香辛料，草木のにおい，生活の中の危険なにおい，不快なにおい）で構成される。これらがマイクロカプセルに封入され，リップスティック型容器に納められている。キャップを開けた状態ではにおいはしないが，カプセルをすりつぶすとにおいが発生する。

　検査は1種類ずつ行うが，まずスティックで薬包紙に塗布し，被検者がその紙を鼻に近づけて嗅ぎ，選択肢カード（答えを含む4つのにおい名と，「わからない」，「無臭」が書かれている）のなかから最も近いものを選択する。選択された番号を検査者が回答用紙に記録する。これを12種類繰り返す。採点は1種類ごとに行い，正答に対しては1点，誤答や「わからない」，「無臭」には0点を付与し，12種類の合計値をスコアとする。

　図3，4は，認知症やMCIではない患者のOSIT-Jの結果である（東京慈恵会医科大学葛飾医療センター）。図3をみるとPDではにおいの種類に関係なく，全嗅覚低下の傾向があることがわかる。また，図4に示すが，PDではおおむね嗅覚低下があるものの正常嗅覚の者もおり，OSIT-Jの解釈に注意を要する点と，MSA-Pで軽度低下する症例も存在する点が指摘される。概括すると，OSIT-Jはパーキンソン症候群においてPDの鑑別診断に有用である可能性がある，ということになる。

図2　OSIT-J検査キット一式

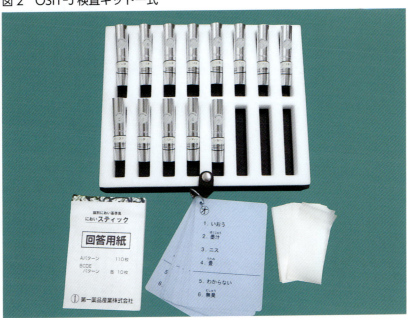

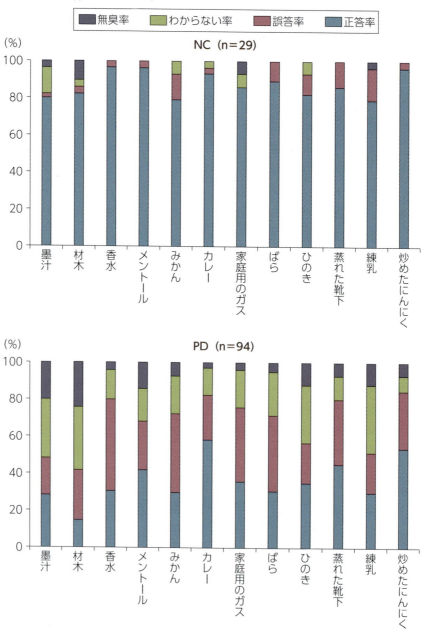

図3 におい別OSIT-Jスコア

　図3下段は認知機能の正常なPD患者のOSIT-J結果である．上段に示すNCに比較して，PDではにおいの種類に関係なく全臭覚低下の傾向があることが示されている．
　図4は疾患別のOSIT-Jスコアを示している[14]．PDでは中央値は4付近でかつ多くの患者が7以下であるが，なかには正常嗅覚の者もおり，OSIT-J単独でPDと診断しないよう注意を要する．また，MSA-P患者のなかにOSIT-Jスコアが低値をとる患者が存在する点にも留意したい．

図4 疾患別OSIT-Jスコア

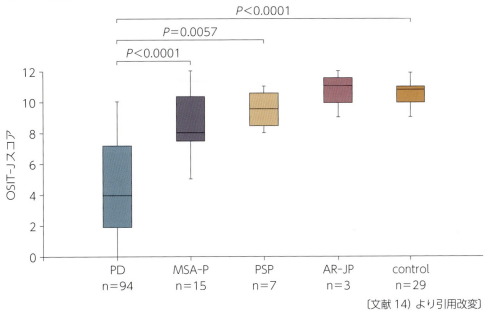

〔文献14) より引用改変〕

図5 ROC曲線

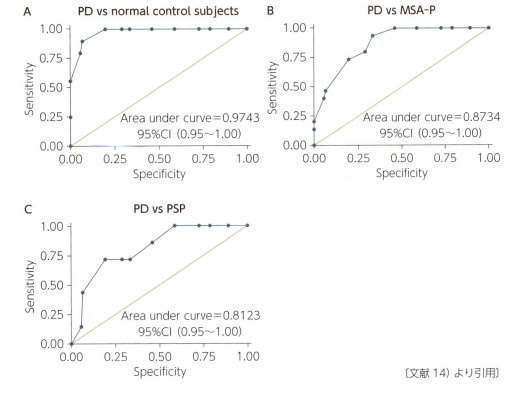

〔文献14) より引用〕

　図5はOSIT-JによるPDと各種パーキンソン症候群の鑑別診断における感度と特異度からROC曲線を作成したもので, PD vs normal control subjects (**A**), PD vs MSA-P (**B**), PD vs PSP (**C**) の順に示した[14]。

以上より，OSIT-J はここに挙げたパーキンソン症候群の鑑別診断に有用な情報を提供できるツールであるといえよう．

文　献

1) Orimo S, Yogo M, Nakamura T, et al. ^{123}I-metaiodobenzylguanidine cardiac scintigraphy in α-synucleinopathies. Ageing Res Rev 2016；16：1563-1637
2) 織茂智之．MIBG 心筋シンチグラフィの現状．神経内科 2015；82：173-181
3) Suzuki M, Kurita A, Hashimoto M, et al. Impaired myocardial ^{123}I-metaiodobenzylguanidine uptake in Lewy body disease：comparison between dementia with Lewy bodies and Parkinson's disease. J Neurol Sci 2006；240：15-19
4) Suzuki M, Urashima M, Oka H, et al. Cardiac sympathetic denervation in bradykinesia-dominant Parkinson's disease. Neuroreport 2007；18：1867-1870
5) Orimo S, Kanazawa T, Nakamura A, et al. Degeneration of cardiac sympathetic nerve can occur in multiple system atrophy. Acta Neuropathol 2007；113：81-86
6) Mori K, Iwasaki Y, Ito M, et al. Decreased myocardial uptake of metaiodobenzylguanidine in an autopsy-confirmed case of corticobasal degeneration with Lewy bodies restricted to the sympathetic ganglia. Rinsho Shinkeigaku 2012；52：405-410
7) Suzuki M, Hattori N, Orimo S, et al. Preserved myocardial ^{123}I-metaiodobenzylguanidine uptake in autosomal recessive juvenile parkinsonism：first case report. Mov Disord 2005；20：634-636
8) Suzuki M. The Role of ^{123}I-metaiodobenzylguanidine myocardial scintigraphy in parkinsonian disorders. Mechanisms in Parkinson's disease-Models and Treatments. InTech Open Access Publisher 2011；28：573-582
9) Okuda K, Nakajima K, Hosoya T, et al. Semi-automated algorithm for calculating heart-to-mediastinum ratio in cardiac Iodine-123 MIBG imaging. J Nucl Cardiol 2011；18：82-89
10) Nakajima K, Okuda K, Yoshimura M, et al. Multicenter cross-calibration of I-123 metaiodobenzylguanidine heart-to-mediastinum ratios to overcome camera-collimator variations. J Nucl Cardiol 2014；21：970-978
11) Folstein MF, Folstein SE, McHugh PR. "Mini-mental state". A practical method for grading the cognitive state of patients for the clinician. J Psychiatr Res 1975；12：189-198
12) Dubois B, et al. The FAB：a Frontal Assessment Battery at bedside. Neurology 2000；55：1621-1626
13) 小野　剛．簡単な前頭葉機能テスト．脳の科学 2001；23：487-493
14) Suzuki M, Hashimoto M, Yoshioka M, et al. The odor stick identification test for Japanese differentiates Parkinson's disease from multiple system atrophy and progressive supra nuclear palsy. BMC Neurol 2011；11：157

Part 3

臨床編

主訴と神経症候に画像診断学的考察を加え，
各疾患の病態を理解することに主眼をおいた。

3-1 認知症

01 アルツハイマー病（AD）

　1年半前から化粧をしなくなり，通帳のしまい忘れなどが出現。半年前から昼夜を問わず，時に幻覚があったが，人や猫などの小動物はみえなかったという。最近，「所持品を盗られた」などの妄想が出てきたが，ADL（activities of daily living）は自立しており支障はなかった。

　一般身体所見に特記事項はなく，パーキンソン徴候も認めない。

　MMSE 22（見当識，7シリーズにて失点），FAB 13（運動系列，Go/No-Go課題で失点）。

図1　AD（74歳，女性）

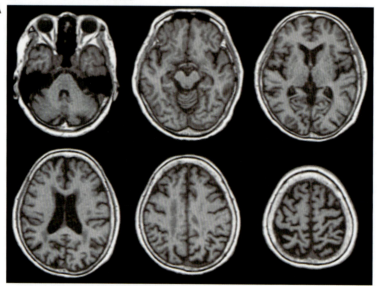

MRI：両側前頭，頭頂葉の脳溝が開大し，側脳室周囲には軽度の慢性虚血性変化を認める（VSRAD 1.21）。

疾患名 – 略語

- アルツハイマー病（Alzheimer's disease；AD）

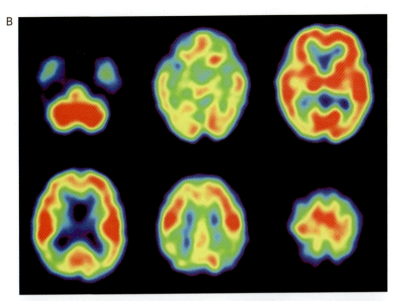

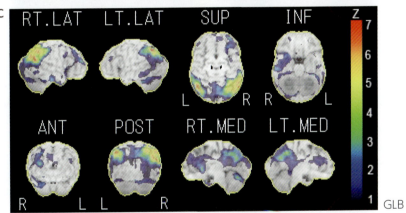

SPECT：水平断像では，両側頭頂葉と後部帯状回・楔前部の血流低下を認め（B），3D-SSP decrease では，当該領域における血流低下がより明らかになる（C）。

Column

　本例は脳血流画像所見から，幻覚などの周辺症状（behavioral and psychological symptoms of dementia；BPSD）を合併するADと臨床診断し得た．

　図2に中等度から高度ADと臨床診断した5症例の3D-SSP decrease〔global（GLB），Z=1，右脳外側面（RT.LAT），左脳外側面（LT.LAT），右脳内側面（RT.MED），左脳内側面（LT.MED）〕を示す．外側面の評価だけでは左右差が顕著であったり，血流低下が前頭葉におよんでいたりして診断が困難な症例もあるが，AD では程度の差はあるにせよ，後部帯状回における血流低下が共通した重要な所見であることが理解されよう．

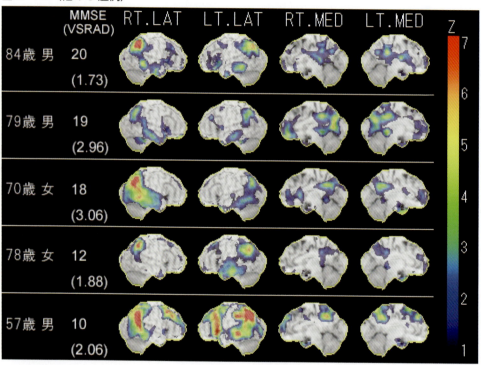

図2　AD（他の5症例）

02　軽度認知障害（MCI）

　礼節は保たれ，ADLはすべて自立していたが，計算力や記銘力低下が徐々に出現し，予定についてはメモを頻用するようになった．一般身体所見に特記事項はなく，パーキンソン徴候も認めなかったため，健忘型MCIが疑われた．患者としては今後ADに進展するかどうかがたいへん心配であり，また，家人は抑うつ傾向があるため，うつ病ではないかと心配された．

　MMSE 25（見当識 8/10，計算 4/5，遅延再生 1/3），FAB 11（類似性 0/3，語の流暢性 1/3，Go/No-Go 1/3）．

図3　MCI（77歳，女性）

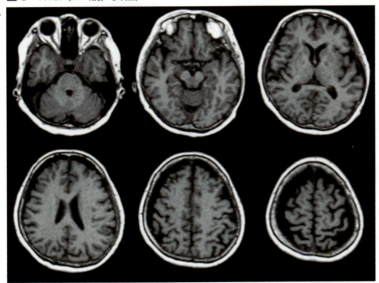

MRI：頭頂葉の脳溝が目立つが側脳室下角の開大はなく，海馬に有意な萎縮も認めない（VSRAD 0.69）．

疾患名 - 略語

- 軽度認知障害（mild cognitive impairment；MCI）

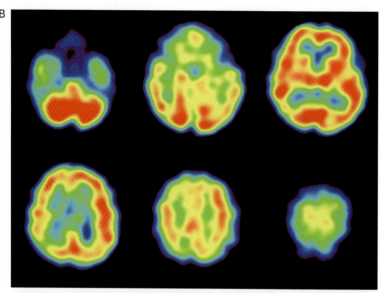

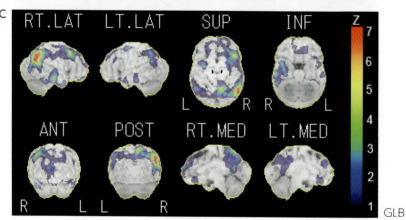

SPECT：Bは前述のMRI水平断像と同一レベルにおける脳血流画像で，右優位の外側側頭・頭頂葉における血流低下を認める。Cは3D-SSP decreaseで後部帯状回と楔前部の血流低下が明らかである。

Column

　　SPECT所見により，本例はamnestic（健忘型）MCI due to ADと臨床診断し，コリンエステラーゼ阻害薬による治療介入を開始した。
　　ADLはほぼ正常であるが，健忘や抑うつ傾向を自覚して来院する患者のなかに，本例のようなAD病理を基盤とする一群が存在する。このような症例では積極的に脳血流SPECTを施行し，早期治療介入の是非について十分検討すべきであろう。

また，次に示す図4は，最近，数え間違いが多く名前が出にくくなったとの理由で来院した58歳の女性である。しかし，MMSEは30でFABも16（類似性2/3，語の流暢性2/3）と，数値的には正常範囲でMCIも否定された。そして，以下に示すMRIにおいても病的な異常所見を認めず，VSRADも0.48であった。

図4　58歳，女性

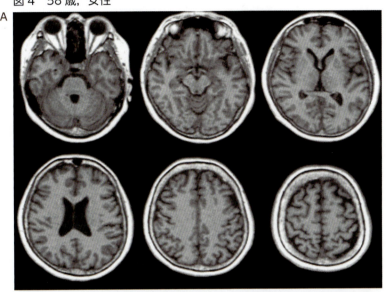

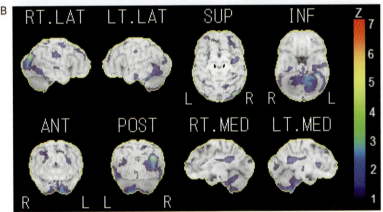

　そこで，SPECTを撮像したところ，水平断像では明らかな血流低下はなかったが，ここに示した3D-SSP decreaseでは後部帯状回における血流低下が明示された。以上より，本例はMCIより前の段階，すなわちprodromal ADの可能性を念頭に置くべき症例ということになる。今後，注意深い観察を要するとともに，可能であればPittsburgh Compound-B（PiB）をリガンドとしたPET（positron emission tomography）検査により，脳内に蓄積したベータアミロイドの検出ならびに分布評価が望まれよう。

03　混合型認知症（MD）

　物忘れ，歩行障害を主訴として来院。72歳時に脳梗塞を発症し，以後は軽度右片麻痺や興味減退，自発性低下を生じ，徐々にADLも緩慢となっていた。78歳で簡単なおつりの計算が不能となり，買い物に支障をきたした。79歳では，時折，迷子になることもあるという。

　既往に高血圧症と狭心症があり，ハチンスキー虚血スコアは7（4点以下がAD，7点以上がVaDの可能性が大とされる），MMSEは14であった。

図5　MD（79歳，女性）

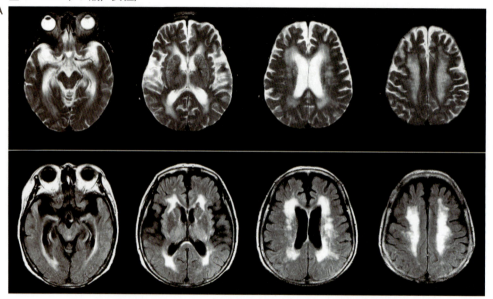

MRI：上段はT2，下段はFLAIR。側脳室下角の開大と海馬傍回を含む側頭葉内側の萎縮を認める。また，基底核や放線冠にかけて，多発性ラクナ梗塞と高度PVH（periventricular hyperintensity）を認める（VSRAD 4.49）。

疾患名 - 略語

- 混合型認知症（mixed dementia；MD）

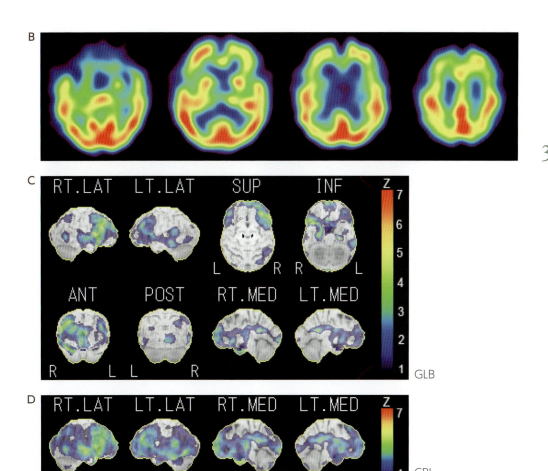

SPECT：水平断像では側頭葉，とくに内側部と頭頂側頭連合野，前頭葉，前部帯状回，視床の血流低下を認める（B）。3D-SSP decrease では，GLB の相対的評価表示にて後部帯状回の血流低下が表示される（C）。また，血管障害のない小脳，すなわち CBL 基準の表示では，当該領域のより高度な血流低下が示され，本例の前半の病歴を血管性，後半のそれを AD によると説明するに十分な混合型認知症の血流分布パターンであった（D）。

Column

　認知症のなかで最も多い背景疾患はADで，次いでVaDが続く。しかし，この両者はしばしば合併するために，最近では混合型認知症と呼ばれる。したがって，MRIで血管病変が指摘されるからといってVaDと直ちに診断してしまうと混合型認知症を見逃すことになる。

　病理学的には脳血管病変とAD病理が混在することが指摘されており，本例はSPECT所見による十分な根拠に基づいて，血管障害のリスクといわれる高血圧症の管理と抗血小板療法やコリンエステラーゼ阻害薬投与の検討がなされた。高齢者では，脳血管障害を伴うADは決して少なくないため，病歴や神経所見，ハチンスキー虚血スコアから診断に迷う症例では，積極的にSPECTによってAD合併の有無を確認するとよい。

　主要な認知症疾患の考え方は次に示す図6が理解を深めるのに役立つので参照されたい。

図6　主要な認知症疾患の考え方

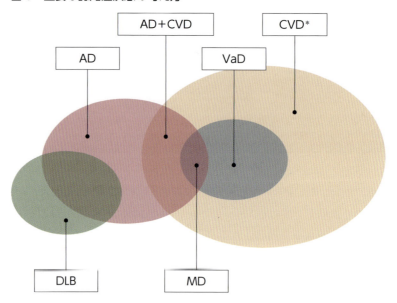

＊cerebrovascular disorder（脳血管障害）

04 後部皮質萎縮症（PCA）

　46歳時頃から徐々に時計がうまく読めず，漢字が書けない，数字も読めない，30秒前のことを忘れるようになった．神経心理学的には漢字優位の高度失書，視空間認知障害，構成障害，軽度同時失認を認めた．日中の傾眠傾向，パーキンソン徴候，幻視などはなかった．

　MMSE 18 [時間の見当識：平成12年8月？日（3/5），場所の見当識：ここ3階（実際は5階），"東京"地方（3/5），計算：100－7＝97（0/5），遅延再生（2/3），復唱（0/1），図形（0/1）]．Clock drawing test：3/15．自発描画：外円なし．数字を途中まで書いて「大きさがおかしい」と戸惑う．それ以上の自発描画なし．模写：数字が明らかに内側に寄る．時計の針が正確に書き込めない．時計の「1：45」を「9：20」と読む．

図7　PCA（49歳，女性）

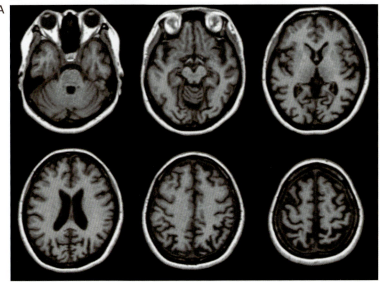

MRI：頭頂葉，後頭葉の脳溝は拡大しているが，側脳室下角の開大は目立たない（VSRAD 1.12）．

疾患名－略語

● 後部皮質萎縮症（posterior cortical atrophy；PCA）

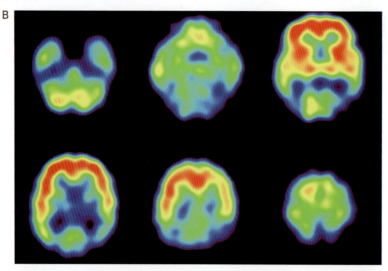

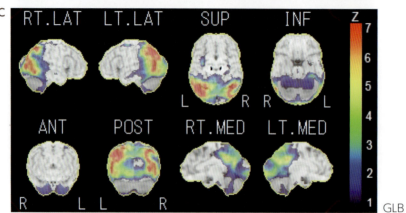

SPECT：頭頂葉，後頭葉，後部帯状回・楔前部の血流低下が高度で，3D-SSP decrease ではその変化が明瞭に捉えられている。

Column

　PCA は稀な疾患であるが，AD 病理を主体とする症例が半数以上とされる。その特徴は，後頭葉の進行性萎縮をきたし，視覚異常としては同時失認や視野障害，失計算，失読といった多彩な神経心理学的異常を生じ，heterogeneous な病態であることに留意する必要がある。

　SPECT は後述の DLB に類似の所見を呈するが，PCA は後部帯状回の血流低下が高度である。Lewy 小体病ではないため，MIBG 心筋シンチグラフィーは正常所見を示し，本例では H/M 比 early 3.1，delayed 2.7，WR 17％であった。

05 Lewy 小体型認知症 (DLB)

　68 歳時に脳梗塞を発症し，以後，右不全片麻痺を呈していた。72 歳時から動作緩慢，歩行障害，易転倒傾向，前傾姿勢などのパーキンソン徴候が出現。また，同時期より会話の整合性も乏しくなった。意識レベルの変動を伴い，傾眠傾向が認められた。このような一連の症状が緩徐に進行。
　MMSE 14，FAB 4。

図 8　DLB（74 歳，男性）

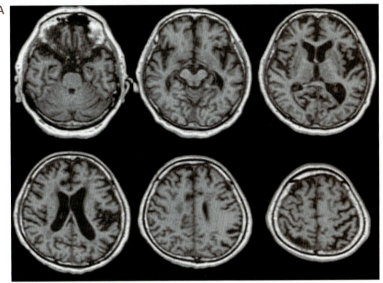

A

MRI：左優位の前頭葉，側頭葉萎縮を認め，左側脳室の開大を認める。両側基底核およびその周囲に多発性ラクナ梗塞があり，大脳半球深部白質には慢性虚血性変化を認める（VSRAD 1.66）。

疾患名 – 略語

- Lewy 小体型認知症（dementia with Lewy bodies；DLB）

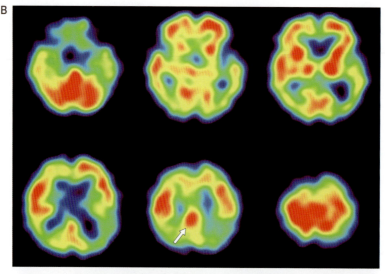

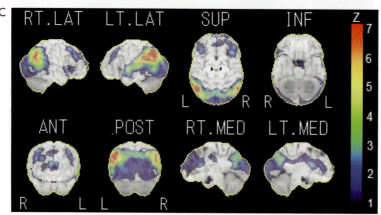

SPECT：水平断像では左優位に両側頭頂・側頭葉と後頭葉における血流低下を認めるが，後部帯状回の血流は保たれる（B，矢印）。3D-SSP decrease ではさらに楔前部，後頭葉の血流低下が明示された（C）。

Column

　本例はパーキンソン徴候と認知機能低下が同時期に出現したため，DLB が臨床的に疑われた。VSRAD は 1.66 と軽度の海馬領域の萎縮が指摘され，SPECT では後頭葉を含む AD 類似の血流低下所見を呈していたが，後部帯状回の血流は AD ほど低下していない［CIS（cingulate island sign），B，矢印］。こうした所見は DLB としては典型的で，その血流低下分布パターンから，AD 病理を合併した DLB の通常型，すなわち common form と考えられる。なお，この病型は DLB 全体の大半を占めており，MIBG 心筋シンチグラフィーの集積は高度に傷害される。本例では H/M 比 early 1.4，delayed 1.1 であった。

次に示す症例（図9）は78歳の女性で，数年前から多彩な不定愁訴のために精神神経科通院中であったが自己判断で中止。頭痛と日中急に生じる眠気を主訴に，家族に連れられて来院した。初診時，会話の整合性欠如，頑固な性格，幻覚，動作緩慢を認めたが，買い物や散歩，その他のADLに支障はなかった。高次脳機能検査は頑なに拒否されたために施行できず，MIBG心筋シンチグラフィーはearly 1.7，delayed 1.4，WR 36％であった。

図9 DLB純粋型疑い（78歳，女性）

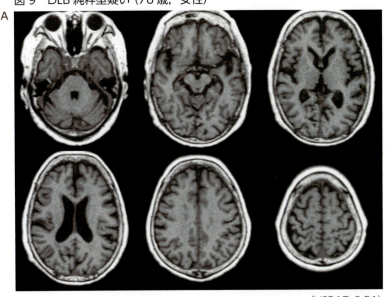

(VSRAD 2.51)

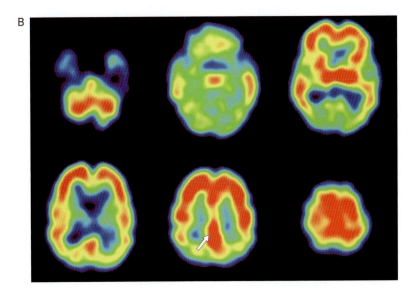

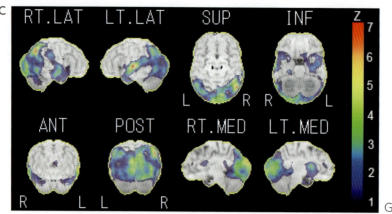

　MRIでは基底核，視床，脳幹に病的萎縮はなかった（A）。

　SPECTの水平断像では両側頭頂葉と後頭葉における血流低下を認め（B），3D-SSPでは後頭葉における血流低下が明瞭であった（C）。しかし，本例でもやはりADで認めるdefault mode networkのhubとして知られる後部帯状回の血流低下はBに示すように認めない（CIS，矢印）。DLBにはAD病理を合併しない純粋型，すなわちpure formと呼ばれる病型が少数存在するが，本例はpure formに該当すると考えられる。

次は88歳の女性で，後頭葉の血流低下を示さない症例である（図10）。半年前まで独居で自立した生活を送っていたが，物忘れが出現し，買い物ができなくなり，食事も作らなくなった。また，ズボンをかぶってしまうなどの異常な行為とともにADLがゆっくりとなった。意欲は高度に低下し，無為でぼんやりとした表情をしているが，人影をみるといった「ありありとした幻視」を訴えた。

MMSE 17, FAB 9。

図10　DLBで後頭葉血流低下を示さない症例（88歳，女性）

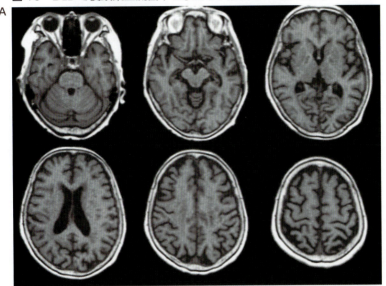

(VSRAD 1.19)

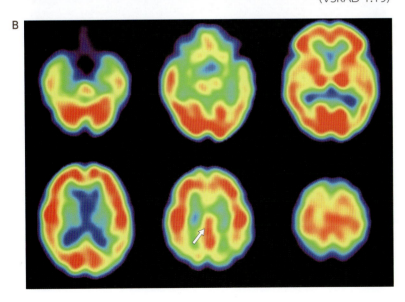

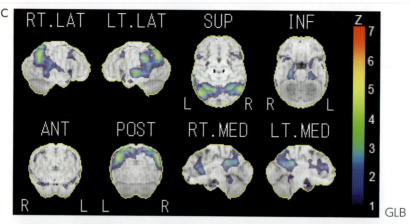
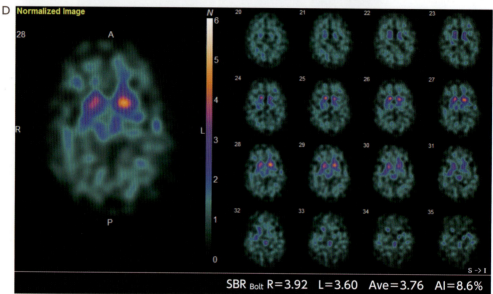

　MRIでは小脳および脳幹，基底核に優位な萎縮はなく（A），SPECTの水平断像ではやや左優位の両側頭頂・側頭連合野の血流低下を認め，CISが存在する（B，矢印）。また，3D-SSP decreaseでは，後頭葉における血流は保持された（C）。DAT SPECTでは，尾状核を含む右優位の線条体集積低下を認め，SBRも平均3.76と低値を示した（D）。

　本例は，進行性認知機能低下と意識の変容，幻視と動作緩慢といったパーキンソン症候などから，臨床的にDLBが疑われた。DAT SPECTでも線条体ドパミン機能障害が明示され，MIBG心筋シンチグラフィーもH/M比early 1.5，delayed 1.2，WR 36％で，DLBに矛盾しなかった。しかし，前述したDLBの2症例（図8，9）とは異なり，DLB診断の主要SPECT所見である後頭葉の血流低下は認めなかった。DLBには後頭葉の血流低下を生じない症例が存在する。また，CISはDLBに共通した重要な所見といえるが，ここに示してきた3症例を比較すると，AD病理を合併するcommon formではCISの所見はやや不明瞭と思われる。

06 前頭側頭型認知症（FTD）
FLD type

　生来，几帳面な性格であったが，約 2 年の経過で整理整頓が不能となる．日常行動が無目的で無為となり，食事も決まったものしか摂取せず，自己中心的な行動をとるようになった．会話は同じフレーズを繰り返し，病識も欠如していた．物忘れは高度で食事をした後にもかかわらず食べたことを忘れ，家電製品の操作もできなくなった．トイレに行きたがらず，排泄に介助を要した．
　MMSE 26，FAB 8．

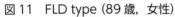
図 11　FLD type（89 歳，女性）

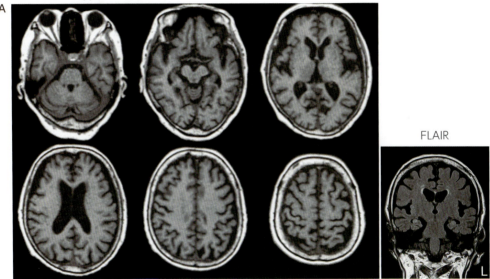

MRI：両側前頭葉に萎縮を認め，側脳室前角やシルビウス裂は開大を示す．海馬・海馬傍回に高度な萎縮を認めない（VSRAD 1.59）．

疾患名 - 略語

- 前頭側頭型認知症（frontotemporal dementia；FTD）
- 前頭葉変性型（frontal lobe degeneration type；FLD type）

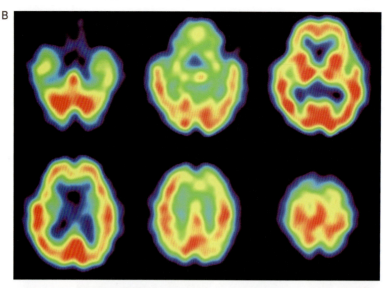

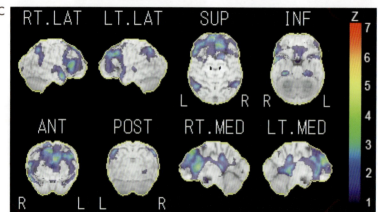

SPECT：水平断像では小脳・脳幹の血流は保たれるが，前頭葉と前部帯状回の血流低下が明らかである．3D-SSP decrease では両側前頭葉，とくに内側面と前部帯状回における血流低下を認める．

Column

　本例は行動障害と人格変化を主体とし，MMSE に比し FAB が低得点で，SPECT も前頭葉変性を示唆したため前頭葉変性型（frontal lobe degeneration type；FLD type）を鑑別の第一に挙げた．
　ここで，前頭側頭型認知症（frontotemporal dementia；FTD）という臨床診断名に関して，疾患概念が医学的に紆余曲折した経緯があるので整理しておく．

本書で用いた臨床診断名は図12においてカッコのない用語を基準とした．すなわちFTDを3つに分け，行動障害型前頭側頭型認知症（behavioural variant frontotemporal dementia；bvFTD），進行性非流暢性失語症（progressive nonfluent aphasia；PNFA），意味性認知症（semantic dementia；SD）とした．また，前頭側頭葉変性症（frontotemporal lobar degeneration；FTLD）という用語は，病理学的分類にのみ近年は用いられていることに留意し，本書では臨床診断名に使用しないこととした．これまでFTDとFTLDは用語の使い方が混沌とし，脳画像の書物で正確に記述されたものはほとんどないため，こうした経緯について以下にまとめる．

　1994年，Lund-Manchester groupによってFTDの概念が報告された．臨床像は前頭・側頭葉萎縮による行動異常や性格変化を呈し，その大脳病理は，①FLD type，②ピック型（Pick type），③運動ニューロン疾患型（motor neuron disease type；MND type）の3種類の病変とされた[1]．次に，1996年，FTLDという概念が提唱され，1998年に国際的診断基準が作成された．ここで提唱されたFTLDはLund-Manchester groupの提唱したFTDに，失語症を示すPNFAとSDを加えた3つの疾患を総称する概念である[2]．その後，FTLDは前頭葉と側頭葉の変性萎縮が必須で，蓄積物質の有無や種類は問わないという概念になった．

　現在FTLDは分子レベルでの研究が進み病理学的診断名も複雑化しており，たとえば"FTLD-蓄積蛋白名（例：FTLD-tau）"，というように記される．したがって，FTLDは上述したように病理診断がついた場合にのみ使用されることとなり，臨床では症状を包括する概念としてFTDが，その下位にbvFTDが用いられている[3,4]．2011年，bvFTDの新しい国際診断基準が示され，その感度の高さ，有用性が多くの報告で確認されている[5,6]．

　図12　前頭側頭型認知症の分類

```
                                  ┌── FLD type
                    ┌── bvFTD〈FTD〉──┼── Pick type
FTD〈FTLD〉──────────┼── PNFA        └── MND type
                    └── SD
```

〈　〉：旧分類用語

07 前頭側頭型認知症（FTD）
Pick type

　70歳時より優しい性格に変化が生じ，理由もなく声を荒げたり，怒り出したりするようになった．また，会話の内容にまとまりを欠き，自殺をほのめかす言動もあった．周囲に無関心で気遣いがなく，自己中心的な行動をとる傾向もあった．軽躁状態で快活であり，外的な刺激に過敏に反応し我慢することができなくなってきた．神経学的にはパーキンソン徴候や小脳失調徴候はなく，易転倒傾向はなかったが前頭葉徴候を認めた．
　MMSE 24，FAB 11．

図13　Pick type（72歳，男性）

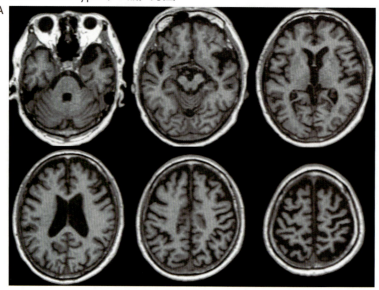

MRI：左優位前頭葉・側頭葉萎縮，シルビウス裂の開大，側脳室と第3脳室の拡大を認める（VSRAD 2.02）．

疾患名 - 略語

●ピック型（Pick type）

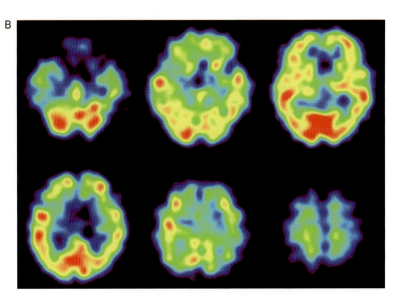

SPECT：小脳・後頭葉の血流は保たれているが，前頭葉と側頭葉の血流低下が明らかである。

Column

　本例は軽躁状態，性格変化，病識欠如，脱抑制，易怒性，希死念慮などが緩徐進行性に出現しており，画像では前頭葉と側頭葉に変性の主座をもつため，Pick type と臨床診断し経過をみている症例である．FLD との相違については臨床症状によるところが大であるが，SPECT においては FLD では前頭葉中心の血流低下，Pick では前頭・側頭葉の血流低下といった差が存在することが多い．MRI では両者の鑑別は一般的に困難であるが，そうした場合には SPECT が参考になることもあるので補助診断として活用されたい．

08 前頭側頭型認知症（FTD） MND type

うまく話せない，おかしくもないのに笑ってしまう，という主訴で来院。発語は努力性で，発声最大持続時間が2秒と短く，構音器官の運動調節障害が主体であった。また，課題に対する「考え無精」が目立ち，自己中心的な行動も目立った。書字障害については仮名の錯書を認めたが，理解障害や喚語困難は軽度で，病識はなかった。

69歳時，MMSE 24，FAB 9。レーヴン色彩マトリックス検査 24，WAIS-Ⅲ（言語性 IQ 72，動作性 IQ 79）。

図14 MND type（70歳，男性）

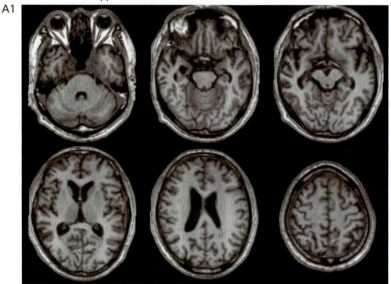

69歳時

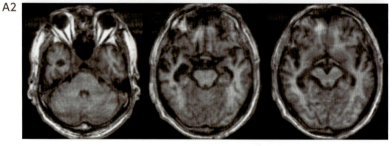

70歳時

MRI：69歳時所見（A1）では右側側脳室下角が開大し，右側頭葉の萎縮が目立つ（VSRAD 2.37）。70歳時所見（A2）では右優位側頭葉萎縮が進行し，側脳室拡大の左右差はより高度である（VSRAD 3.61）。

疾患名 - 略語

- 運動ニューロン疾患型（motor neuron disease type；MND type）

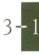

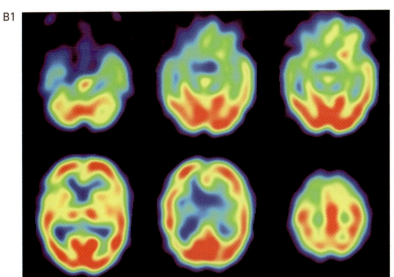

69歳時

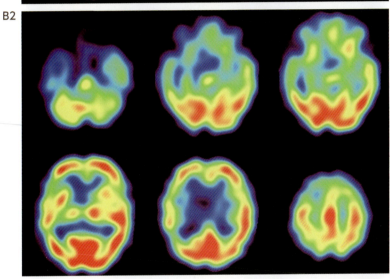

70歳時

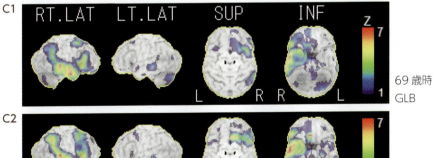

69歳時
GLB

70歳時

SPECT：69歳時（B1）では右優位側頭葉と前頭葉の血流低下を認める。70歳時（B2）では，わずか1年の経過で血流低下は顕著となった。3D-SSP decreaseでは1年の経過でC2に示すように，左小脳半球にCCD（crossed cerebellar diaschisis）を生じている。

Column

本例は進行がきわめて早く，その形態学的変化を検討する必要があると考え，DARTELを用いて当院のノーマルコントロールデータ（n＝12，mean 74.8±7.7y）と比較し，灰白質ボリュームの減少部位を調べた。

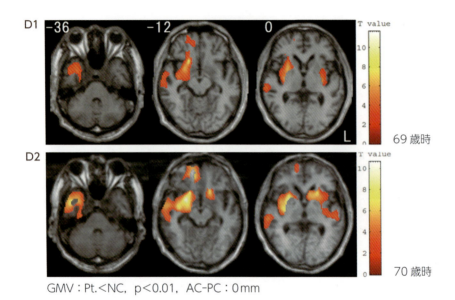

GMV：Pt.＜NC，p＜0.01，AC-PC：0mm

右優位に側頭葉内・外側，島のボリュームの減少がみられ，約1年でこれらの部位の萎縮が進行していた。一方，小脳におけるボリューム低下は検出されず，すなわち小脳血流低下はCCDとして矛盾しない。

本例の構音障害はやがて進行し「アー」などの短音レベルの発声に留まるようになった。しかし，単語レベルの簡単な筆談は可能であった。左手には強制把握を生じ，流涎と下顔面筋の随意運動障害，左側痙性が出現。また，両側錐体路徴候と深部腱反射亢進を伴ったことなどから，針筋電図所見（詳細は省略）とあわせてMND typeと臨床診断した。全経過2年8カ月。病理診断FTLD-MND，PLS（primary lateral sclerosis）type，FTLD-TDP43。

本例のようにMND typeの経過はPick型に比して2〜3年と短く，失書や病識欠如を特徴とすることが知られている。PLS typeはTDP-43蓄積分布と形態様式に注目が集まっており，Type A，B，C，Dに分類されている。

なお，本例はNeurological CPCとなり，詳細については文献を参照されたい[7]。

09 進行性非流暢性失語症（PNFA）

66歳頃より喚語困難と語想起障害が出現。しかし，呼称障害はなく，聴覚理解は良好であった。復唱は保持され，音韻性錯語もなく，書字や読字も維持されていた。そのほか，時刻表的周期性や食事メニューの固定，甘味類嗜好，自発性低下などの前頭葉症状が軽度に認められたが，パーキンソン徴候はなかった。

MMSE 24，FAB 9。

図15　PNFA（67歳，男性）

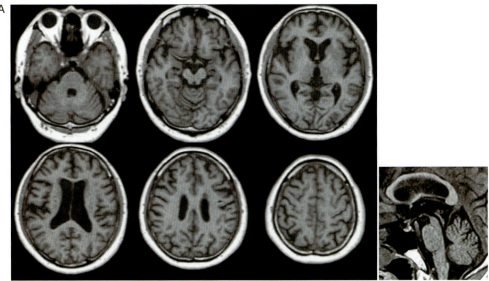

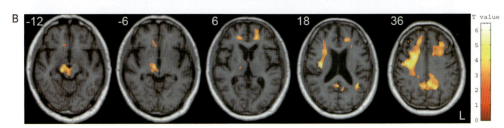

GMV+WMV：Pt.＜NC，p＜0.01，AC-PC：0mm

MRI：中脳被蓋部の萎縮を認め，第3脳室の軽度開大を認める（A）。DARTELでは右大脳脚，右優位両側前頭葉と帯状回の萎縮が指摘される（B）。

疾患名 - 略語

- 進行性非流暢性失語症（progressive nonfluent aphasia；PNFA）

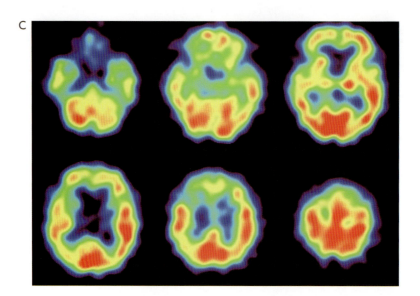

SPECT：中脳，前頭葉，帯状回，基底核，視床における血流低下を認める。

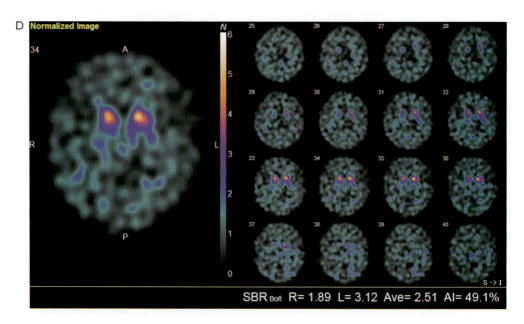

DAT SPECT：被殻における集積は高度に低下し，尾状核も右で高度に低下している。

Column

臨床的には FTD-PNFA を疑わせるが，画像所見を併せると，病理背景は PSP の可能性があるものの，DAT SPECT では左右差があり CBS も否定できない所見である。つまり，現在，運動症状は出現していないが，経過観察が重要な症例といえる。

さて，ここで原発性進行性失語（primary progressive aphasia；PPA）について概説する。認知症の疾患概念である FTD とは別に PPA[8]という観点から，2004 年に 3 つの失語型が Gorno-Tempini ら[9]により提唱され，2011 年に国際診断分類基準が作成された[10]。その内容は，①非流暢/失文法型 PPA（nonfluent/agrammatic variant PPA），②意味型 PPA（semantic variant PPA），③ Logopenic 型 PPA（logopenic variant PPA；lvPPA）である（図 16）。PPA は言語によるコミュニケーション障害が初期から前景に立ち，進行期まで際立っていることが臨床的に重要で，amnesic type の AD や FTD との鑑別が考慮され作成された。

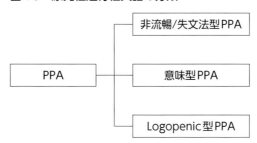

図 16　原発性進行性失語の分類

非流暢/失文法型 PPA は FTD の PNFA に相当し，ブローカ野付近，すなわち前頭回や島，そして運動前野と補足運動野の変性が主体となり，意味型 PPA は FTD の SD に相当し，左優位側頭葉前部の萎縮を生じる。また，Logopenic 型 PPA の "logopenic" は "語に乏しい" の意味で，音韻性錯語，単語想起障害，復唱障害が中核となる概念であるが，左縁上回や角回を含む側頭葉後方と頭頂葉連合野に変性の主座がある。Logopenic 型 PPA の病理の多くは AD であるが，FTLD であったという報告もあり，今後の症例の蓄積が待たれる病型である[11-13]。

10 意味性認知症 (SD)

　タクシー運転手で，受診時も仕事に支障はないと主張するほど病識欠如が高度な患者である。身だしなみは整い，発話も流暢であったが，会話がかみ合わないことを周囲から指摘された。常同行動も顕著でタクシーの洗車や点検に固執し，何度運転を控えるよう説明しても配車の時刻に出社した。動物の名前はほとんどいえず，語想起障害が目立ち，生年月日や季節といった単語の意味があまり理解できず，物品呼称障害はヒントを与えても答えられないほど高度に障害されていた。発症時期は独居のため不明であった。
　MMSE 2, FAB 5, CDR 2。

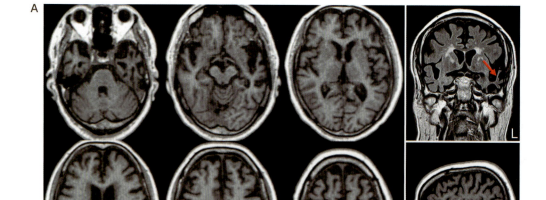

図 17　SD (65 歳, 男性)

MRI：左側頭葉優位に萎縮を認め，とくに側頭葉前部にその傾向が高度であった。また，下側頭回の萎縮も特徴的で，側脳室下角も開大し，海馬萎縮も目立つ (VSRAD 3.98)。

疾患名 - 略語

- 意味性認知症 (semantic dementia；SD)

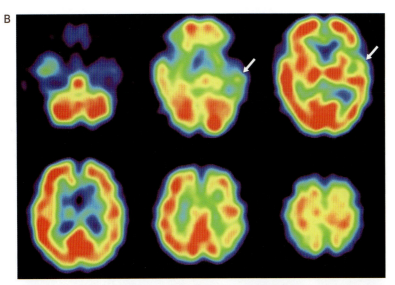

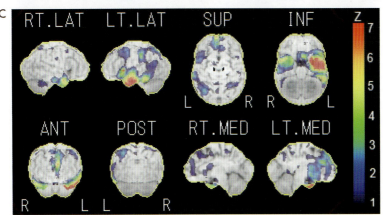

SPECT：水平断像では左側優位に側頭葉底部，側頭極における血流低下が高度で，前頭葉内側にも集積低下が存在する（B，矢印）。基底核，視床の血流低下はない。3D-SSP decrease では左側頭葉前底部の血流がとくに高度に低下している（C）。

Column

　SD では本例のように，下側頭回や側頭葉前部に限局性萎縮を生じるが，臨床症状は左右で異なることに留意する必要がある。左 SD では，本例で示された語義失語が臨床的な特徴で，画像では側頭葉底部の所見が重要である。一方，右 SD では語義失語は当然ながら前景には立たず，相貌認知，なかでも相貌意味記憶障害が主体となる。背景病理のほとんどは FTLD-TDP43 とされる。

11 Logopenic 型 PPA (lvPPA)

　うまく話せない，たどたどしく話す，といった症状が約1年の経過で緩徐に進行。日常会話に失文法はなく一見流暢だが，質問に対する回答は喚語困難なために非流暢であった。「とけい」を「とけし」と言ったりする音韻性錯語が著明であったが，単語理解は比較的良好であった。また，復唱障害があり単語レベルは保持されたが，2文節レベルでは障害が顕著となった。注意障害や易疲労性，歩行障害や頻尿・尿失禁はない。
　MMSE 22，FAB 9。

図18　lvPPA（81歳，男性）

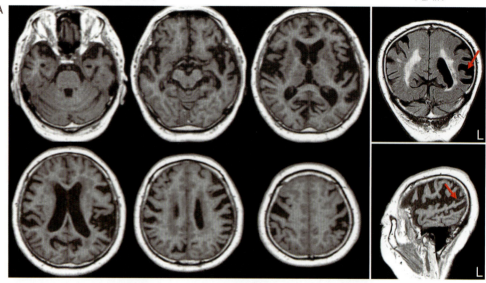

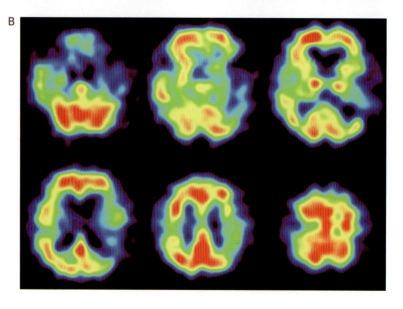

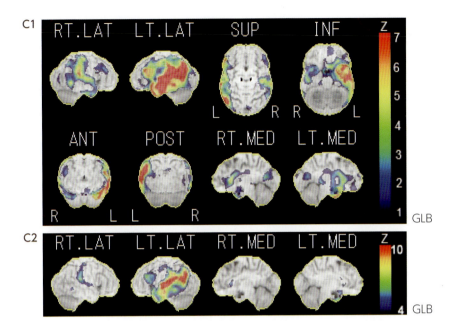

MRI：水平断では左側頭葉，とくに上側頭回後部から縁上回や角回にかけて高度な萎縮を認める．局所的脳溝拡大を疑う皮質ポケットが存在し，側脳室やシルビウス裂の拡大と脳室周囲低吸収域が存在する．すなわち，DESH (disproportionately enlarged subarachnoid-space hydrocephalus) の合併を認める (VSRAD 1.48)．冠状断では左優位側頭葉萎縮が高度であるほか，高位円蓋部の脳溝の狭小化を認める．矢状断では上側頭回，縁上回，角回の萎縮が明瞭である．

SPECT：水平断像では左優位の側頭葉，前頭葉後部，視床と基底核の血流低下を認める (B)．3D-SSP decrease では左優位に側頭葉から角回，縁上回への血流低下が高度で，かつ前頭葉後部の血流低下が明示された (C1)．また，検定を Zmin=4 と設定すると，左上側頭回から縁上回にかけての領域の血流低下が顕著であることが示され，本例の変性の主座が明らかとなった (C2)．

Column

　本例は lvPPA であり，上側頭回後部から縁上回にかけての変性を基盤とする．音韻性錯語と文・句の復唱障害，換語困難が顕著で，その背景病理は PNFA の項 (→ p 89) にも記載したが，AD あるいは FTLD とされる．臨床的には本例のように自発語はゆっくりでポーズがあることが特徴である．明らかな失文法はなく注意して観察しないと見落としてしまう危険がある症例も少なくない．ここでは典型的な画像を提示したが，発症早期では左側頭頭頂接合領域の萎縮と血流低下に注目したい．

疾患名 - 略語

- 原発性進行性失語 (primary progressive aphasia；PPA)
- Logopenic 型 PPA (logopenic variant PPA；lvPPA)

12 特発性正常圧水頭症 (iNPH)

3カ月前から開脚傾向で，すり足歩行となった．方向転換時には小歩となったが，加速歩行や突進現象はなかった．また，ほぼ同時期から尿失禁が出現し，注意機能や遂行機能が低下して無欲となり幻視も伴った．しかし，夜驚症や物盗られ妄想はなく，徘徊も認めなかった．

MMSE 22，FAB 9．

図19　iNPH（81歳，男性）

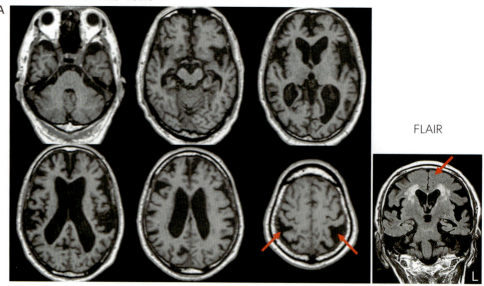

MRI：両側側脳室と第3脳室は拡大してPVHを伴い，皮質ポケットを認める（水平断像 矢印）．また，高位円蓋部，すなわち内側頭頂葉の脳溝と帯状溝の狭小化があり（冠状断像 矢印），同部位が開大するADとは対照的である（VSRAD 2.73）．Evans index＝0.38．

疾患名 - 略語

- 特発性正常圧水頭症（idiopathic normal pressure hydrocephalus；iNPH）

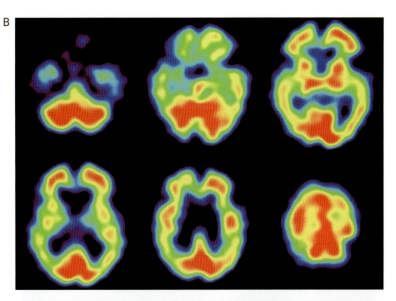

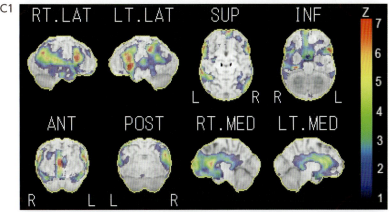

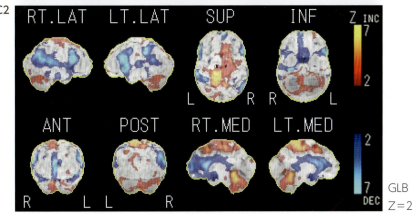

SPECT：水平断では，前頭葉や頭頂葉の高血流領域と皮質ポケットに一致した血流低下領域，ならびにびまん性の大脳血流低下が認められる（B）。3D-SSP decrease ではシルビウス裂に沿った血流低下があり（C1），two-tail view ではトレーサ集積の洗い出しが低下している高位円蓋部における血流が相対的に増加し，シルビウス裂周辺領域と前頭葉後部・内側部の血流低下を認める（C2）。

Column

　本例では数カ月で進行する認知機能障害，歩行障害，尿失禁といった3徴と，画像所見から iNPH と診断し髄液を 30 mL 排除したところ，MMSE 24，FAB 11 とスコアの改善を認め，歩行速度や尿失禁の程度も改善した。このため臨床診断を当初の possible iNPH から probable iNPH に変更した。シャント術が検討されているが，術後さらなる症状改善があれば definite iNPH となる。

　さて，iNPH ではさまざまな専門用語が使用されるため，その理解に時間を要するので，ここで代表的用語の説明を行う。MRI で示された脳脊髄液腔の不均衡な拡大を DESH という。また，DESH が存在しても iNPH の三徴である歩行障害，尿失禁，認知症を伴わない状態を AVIM (asymptomatic ventriculomegaly with features of iNPH on MRI) という。この AVIM は iNPH の予備軍と考えられ，潜在患者は少なくない。iNPH の原因は仮説がいくつか提唱されているがいまだ不明である。

　iNPH では小脳，あるいは後頭葉に血流増加がみられるケースがあるが，いずれの場合においても two-tail view GLB で高位円蓋部の血流増加，シルビウス裂・脳室の開大を反映した同部位における血流低下という分布パターンが特徴的である。図20 に示した5症例は 70 代後半の患者であるが，MMSE は 14〜29 と大きく差があるものの，基本的な画像パターンに大差はない。また，AD の診断に有用とされる VSRAD の数値を示しておくが，DESH 合併例では VSRAD の解釈により注意を要する。SPECT では decrease 画像単独よりむしろ increase 画像やこれらの組み合わせである two-tail view が診断に有用なことが多い。

図20 iNPHの5症例

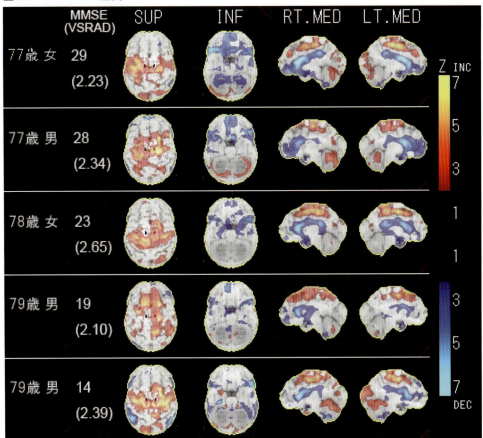

13　血管性認知症（VaD）

　71歳時より物忘れがあり，趣味への興味がなくなった。周囲への関心も低下し社会適応能力の低下が目立った。MMSE 25，FAB 10。左錐体路徴候があり，両側バビンスキー反射は陽性であった。

図21　VaD（73歳，女性）

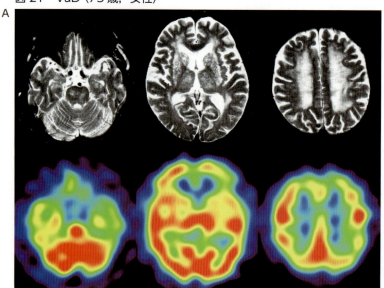

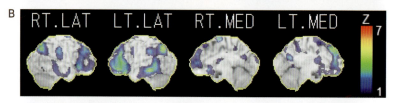

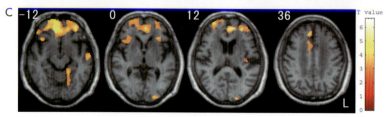

GMV：Pt.＜NC，p＜0.01，AC-PC：0mm

MRI：脳幹，基底核，視床に多発性ラクナ梗塞を認め，外包を含めleukoaraiosisを伴っている。また，ここに提示しないが基底核を中心にmicrobleedsが散見された。

疾患名 - 略語

- 血管性認知症（vascular dementia；VaD）

SPECT：前頭葉とくに前部の内外側と基底核に血流低下を認める。
DARTEL：灰白質ボリームは前頭葉を中心に低下している。

Column

　Leukoaraiosis とは，血管周囲腔拡大，脱髄，グリオーシスといった病理変化を画像で捉えたもので，この所見が広汎になると軸索障害が高度となり前頭葉血流低下が高度な Binswangar 病に至る．さて，本例では MMSE が比較的保持されていた．したがって，厳密には血管性 MCI と臨床診断すべきかもしれない．しかし，外包の high intensity は高度で DARTEL では前頭葉前部の灰白質萎縮が指摘されている．前脳基底部に存在するコリン系ニューロンは外包を上行し大脳皮質に投射することを考えると，本例の前頭葉は高度な傷害を受けていることが読み取れる．こうした症例を経験すると，このような段階で速やかに血管病変の進展抑制を目指した高血圧のコントロールや全身状態を勘案した抗血小板療法などを検討することが重要と考えざるを得ない．本例のような皮質下血管性認知症はわが国に多いことから，早期薬物治療介入により進展抑制の可能性があるため，治療可能な認知症としてさらに注意を払わなくてはならないと考える．

　次に，多発性ラクナ梗塞を基盤とする 77 歳男性の症例を呈示する（図 22）。

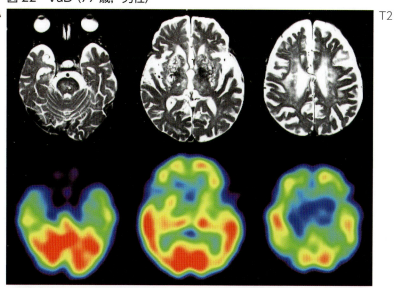

図 22　VaD（77 歳，男性）

72歳頃から歩行が遅くなり歩幅も狭くなった。徐々に社会性は失われ，物忘れが目立つようになった。趣味のカメラにも興味がなくなり，最近では易転倒傾向も出現してきたが，一貫して反社会的行動はなかった。MMSE 21，FAB 8。構音障害，前頭葉徴候，両側錐体路徴候を認めた。すなわち，前の症例とは異なりパーキンソン徴候があり，認知機能も dementia レベルに低下している症例である。画像所見を示すが，脳幹，両側基底核と視床，放線冠に多発性ラクナ梗塞を認める一方，外包や白質病変は前者に比較して軽度であった。SPECT では前頭葉内外側面，両側基底核・視床での血流低下を認め，前者より広汎でかつ高度であった。

　この両者は，血管病変に基づく認知障害が共通して存在するが，後者は基底核病変と運動前野に至る血流低下がより高度でパーキンソン徴候も出現している。運動前野は起立や歩行といった姿勢保持に重要な機能を果たしており，血管性パーキンソニズムを考える際には基底核病変と併せて血流画像でも注意を払いたい。

14 嗜銀顆粒性認知症（AGD）

　健忘が約1年の経過で進行。慣れているはずの家事ができず，興味が全般に低下し，内服も忘れるようになった。しかし，身なりはよく，礼節も保たれコミュニケーションは良好であった。健忘症状が前景に立っていたため，近医ではADと診断されていた。
　MMSE 20，FAB 6。

図23　AGD（85歳，女性）

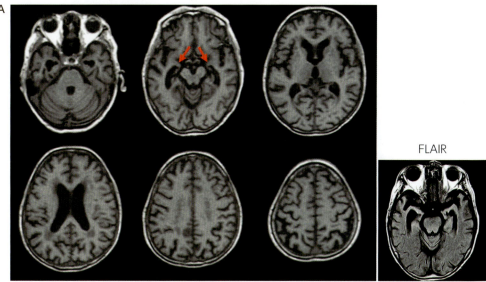

MRI：側脳室下角はやや右優位に開大し，側頭葉内側部と迂回回近傍の萎縮（矢印）が高度である（VSRAD 5.12）。

疾患名 - 略語

- 嗜銀顆粒性認知症（argyrophilic grain dementia；AGD）

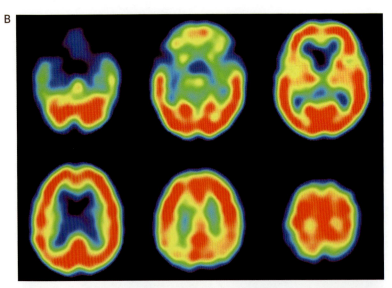

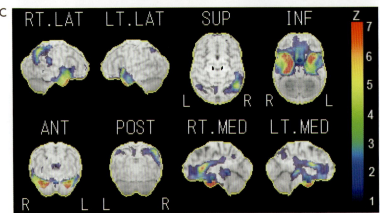

SPECT：やや右優位に側頭葉前部の血流低下が認められ，また，右頭頂葉の集積はやや低下している（B）。3D-SSP decrease ではやはり右優位の側頭葉前部の血流低下が認められる。一方，AD に特徴的とされる後部帯状回や楔前部の血流は保持されている（C）。

Column

　　AGD は嗜銀顆粒や神経原線維変化などの異常タウ（tau）蛋白蓄積を病理基盤とする高齢発症タウオパチーである。つまり，アミロイドβ蛋白沈着はなく，この点が AD とは異なる。臨床における発症早期鑑別は困難なことが多いが，本例で示したように MMSE の得点に比して VSRAD の値が大きく，両者が乖離している点，SPECT が AD パターンと異なる点に注目すれば，ある程度の鑑別が可能と思われる。アミロイドカスケード仮説に基づく AD 治療開発が叫ばれる昨今，AGD の早期鑑別診断は今後さらに重要視されるであろう。高齢者で健忘主体の認知症患者の画像診断では，迂回回近傍の萎縮と左右差，そして，SPECT 所見に注意を払いたい。

次に，preclinical AGD と考えうる認知機能正常の 83 歳の女性例を呈示する（図 24）。

図 24　Preclinical AGD（83 歳，女性）

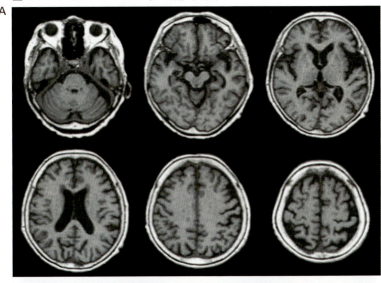

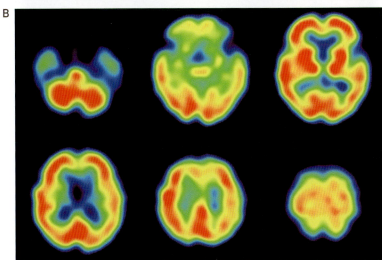

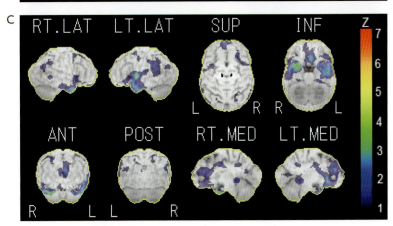

MRIでは左右差は不明瞭だが，迂回回の萎縮，海馬傍回の萎縮を認め，VSRAD 4.77 であった。SPECTの水平断像では側頭葉前部の血流低下が高度で，3D-SSP decrease でもやや左優位で側頭前部における血流低下が明示された。なお，やはりADに特徴的な後部帯状回・楔前部，両側頭頂葉の集積低下はない。このように正常高齢者のなかにはAGD類似の画像所見を呈する症例がいる。本例はpreclinical AGDとして，健忘や易刺激性，アパシーや妄想などの発現に注意しつつ定期的な観察を行っている。

15　神経原線維変化型老年期認知症（SD-NFT）

　5年以上の経過で，食事の内容を忘れたり，同じ物を買ったり，家族に何度も同じ内容のことを確認するような電話を入れるようになった。友人との約束も忘れることが多く，迷惑をかけていた。しかし，礼節は保持され迷子になることもなく，身だしなみも整い，着替えや入浴は自力で可能，金銭管理もできていた。感情の起伏もなく穏やかで，性格変化もなかった。また，歩行障害や失禁はなく，パーキンソン徴候も認めない。
　MMSE 20。

図25　SD-NFT（女性，81歳時）

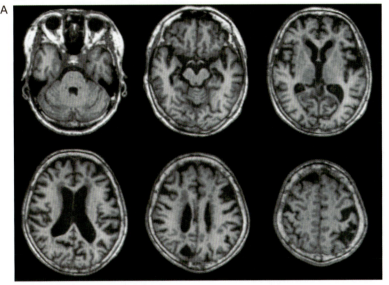

MRI：海馬，海馬傍回の萎縮があり，側脳室下角は開大している。高位円蓋部脳溝の狭小化，脳室拡大，DESHを認めた（VSRAD 4.47）。

疾患名 - 略語

- 神経原線維変化型老年期認知症（senile dementia of the neurofibrillary tangle type；SD-NFT）

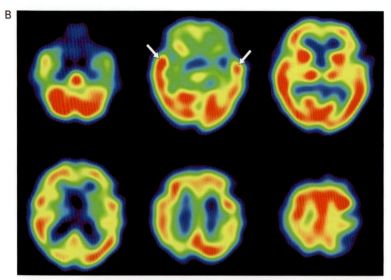

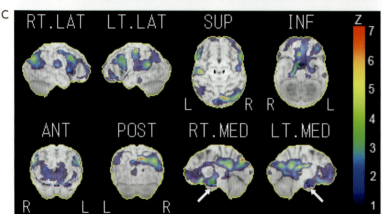

SPECT：水平断像ではDESHを反映し，びまん性の大脳皮質の血流低下があり，後部帯状回の血流も低下しているが，ADと異なり側頭葉外側の血流が比較的保持されている（B，矢印）。3D-SSP decreaseでは側頭葉内側部領域の低下が認められる（C，矢印）。しかし，この所見ではADとの鑑別は困難である。

　そこで，AD除外診断のため東京都健康長寿医療センターにPiB-PETによる鑑別診断を依頼したが，アミロイドの蓄積がないことが確認され，同時に施行されたFDG-PET画像所見，性格変化や攻撃性，激越，妄想，不機嫌などの症状がない点を合わせて，SD-NFTと臨床診断した。

Column

2年後に撮影した本例の画像を提示する（図26）。MMSE 17，FAB 10。

図26 SD-NFT（女性，83歳時）

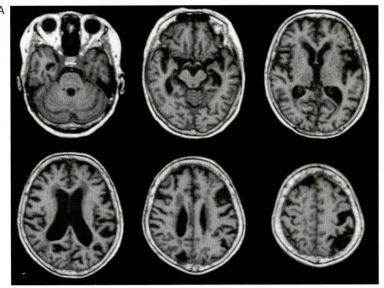

MRI：左優位側頭葉内側の後方に至る萎縮の進行を認める。高位円蓋部脳溝の狭小化，脳室拡大，DESH の所見は側頭葉内側の萎縮ほど進行していない（VSRAD 5.41）。

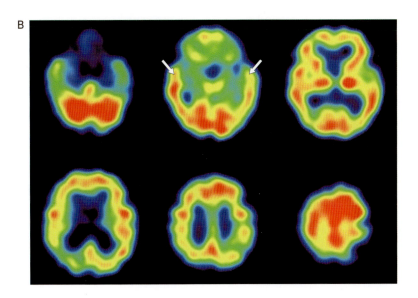

SPECT：水平断像，3D-SSP decrease ともに側頭葉内側の血流低下が顕著であるが，側頭葉外側の血流は比較的保持されている（B，矢印）。

　このように SD-NFT は神経原線維変化だけを生じ，80 歳以上の高齢者にみられる記銘力障害を主体とする認知症である。AD との鑑別が話題にあがるが，進行期まで人格が保たれ，顕著な BPSD の出現も初期にはない。
　高齢発症である点，経過が非常に長くかつ緩徐に進行する点，前頭葉症状が軽微にとどまる点，などの特徴があるため，経過を慎重に追わない限り一般的に SD-NFT の臨床診断は困難である。神経原線維変化の出現は海馬を中心とし，ここで示した SPECT 画像もその経年変化を捉えている（B，矢印）。後部帯状回の血流低下があるため AD と初期は診断されやすく，また，時に AGD との鑑別が問題となる認知症である。

3-2 パーキンソン症候群

　具体的な症例検討に入る前に，パーキンソン症候群の鑑別診断についておさえておきたいポイントを概説する。まず，パーキンソン症候群とは，振戦，動作緩慢，筋強剛，姿勢反射障害などの錐体外路徴候を生じた状態をさし，その代表疾患がPDでパーキンソン症候群の60%を占めるとされる。PDは高齢化社会に伴い認知症とともに年々増加しており，完治することはないが，多くの有効な治療薬があるため適切な早期鑑別診断と薬物による治療介入が重要である。一方，PD以外のものには，MSAやPSPといった変性疾患や，血管障害性，薬剤性，心因性パーキンソン症候群などが存在し，本態性振戦や一部の脊髄小脳変性症（spinocerebellar degeneration；SCD）を含めると，PDとの鑑別が困難な疾病が数多く存在する。2014年以降，わが国においてもPDの診断ツールとしてDAT SPECTが可能となったが，いまだ十分に正しい知識のもとで普及しているとはいえない。したがって，ここではPDの診断のポイントを記すこととする。

　PDを臨床的に疑う際は，MRIによって脳幹や小脳萎縮がないこと，基底核萎縮や血管病変がないこと，大脳皮質萎縮に左右差がないこと，年齢不相応の脳室拡大がないこと，などが診断に要求される。つまり，画像診断では，MSAやPSP，血管障害性などの除外がファーストステップとなる。しかし，発症早期の場合はこうした形態変化に乏しいために実際の鑑別診断は困難で，このステージでの誤診は少なくない。もちろん繰り返される詳細な病歴聴取と神経所見は鑑別診断精度を高めるが，やはり核医学的検査は実地臨床では有用である。DAT SPECTは黒質線条体ドパミンニューロンの変性を反映するため，これにより薬剤性やうつ病などの精神疾患，本態性振戦が鑑別可能となる。また，MIBG心筋シンチグラフィーもLewy小体病ないしincidental Lewy body diseaseの合併を考えるうえでは有用である。

　パーキンソン症候群の診断手順は症例によって異なり，医療者側のスキルや知識によっても大きく左右される。したがって，自身の置かれた環境と患者側の経済状況を勘案しながら，最小限で適切な検査を適切な時期に行うことが肝要である。とくに高齢患者では加齢に伴う脳萎縮，高血圧や糖尿病に起因する血管障害，認知症などを背景にもつ者が多く，また服薬状況も個々で多彩なため，慎重な核医学検査の選択と手順，そして各画像所見の正確な解釈が要求される。

PDの画像所見を理解する

PDの脳血流画像とtwo-tail viewを示す（図27）。図に示したように，PDの血流画像の特徴として，被殻を中心とする線条体（A），一次感覚運動野，小脳内側における血流増加を認めることが多い。すなわち，two-tail viewでは，脳表の血流増加領域が明瞭に示される（B，矢印）。

図27　PDの脳血流

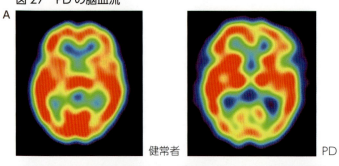

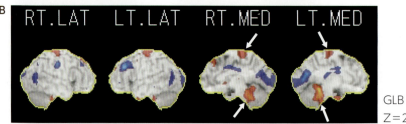

次に示す画像は重症度別DAT SPECTである（図28）。

HY 1，2では臨床症状の左右差と比較的よく対応し，臨床症状の優位側と対側の線条体後部における集積が左右差をもって示される。また，HY 3〜5では左右差は軽減し，線条体前部に集積低下がおよび，とくにHY 5では尾状核における集積低下も高度となる。

図 28 重症度別 DAT SPECT

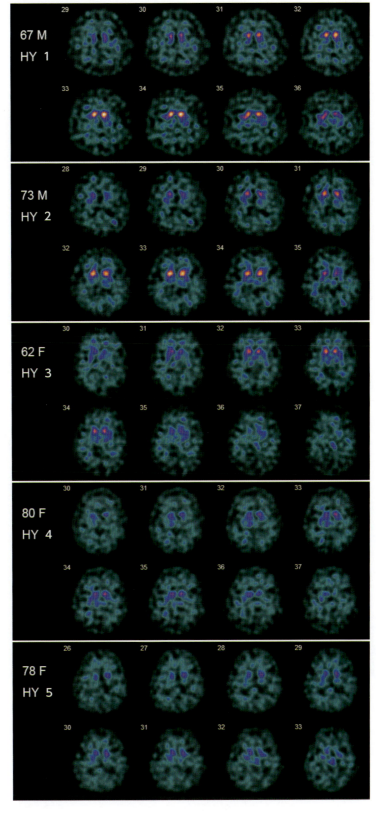

さらに，ここで臨床病型による線条体DAT集積パターンについて言及する。図29に示すのは振戦優位型PD HY 3の症例である。DAT線条体集積はeagle wing型となっている。

図29　Tremor dominant type PD HY 3

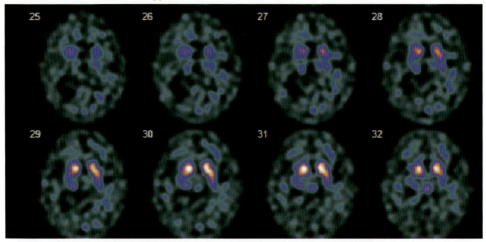

　図30に示すのは無動・固縮型PD HY 2の症例である。線条体集積は前例と異なりegg shape型を示す。

図30　Akinetic rigid type PD HY 2

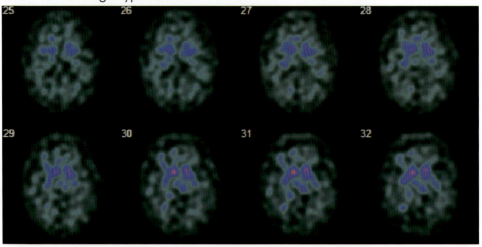

　一般的に，振戦優位型PDは無動・固縮型PDに比し，線条体DAT集積そのものが高い傾向がある。また，集積は無動や固縮の程度に相関するが振戦とは相関しない傾向がある[14, 15]。

以下に示すのは線条体内におけるドパミン系ニューロンの節前・節後線維の不均衡を理解するためのPET画像とその解析結果である（図31～36）。

図31　線条体ドパミンシナプス部位模式図と健常者およびPDのPET画像

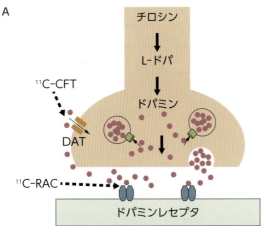

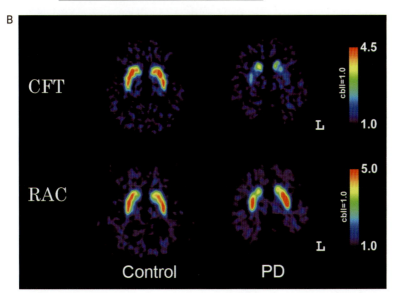

　PETではドパミントランスポータを標識するリガンドとして ^{11}C-labeled 2β-carbomethoxy-3β-(4-fluorophenyl) tropane (CFT) を，ドパミン D_2 レセプタを標識するリガンドとして ^{11}C-raclopride (RAC) を用いた（A）。得られた画像データは小脳集積を1.0として表示すると，健常者ではCFT，RACともに線条体の形態に一致した勾玉状の均一な集積が認められる。一方，右上肢筋強剛のあるPD（HY 1）では，CFT集積は左被殻後方優位に低下し，RAC集積は左被殻後方優位にupregulateされ，denervation supersensitivityを示している（B）。

図32 線条体の構造とドパミントランスポータ標識リガンド CFT の分布

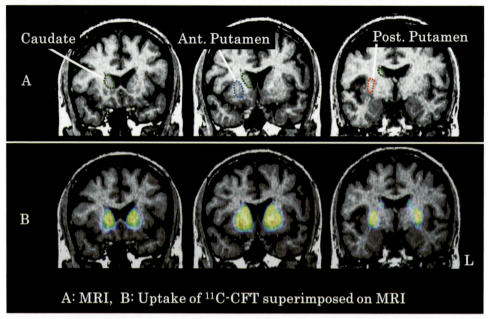

この健常者の画像（図32）は，MRI に前述の ^{11}C-CFT-PET 画像を coregistration し，尾状核，被殻前部，被殻後部がよく観察できる冠状断像に切り直したものである。

図33 健常者とPDの線条体内領域別CFT，RACおよびRAC/CFT画像

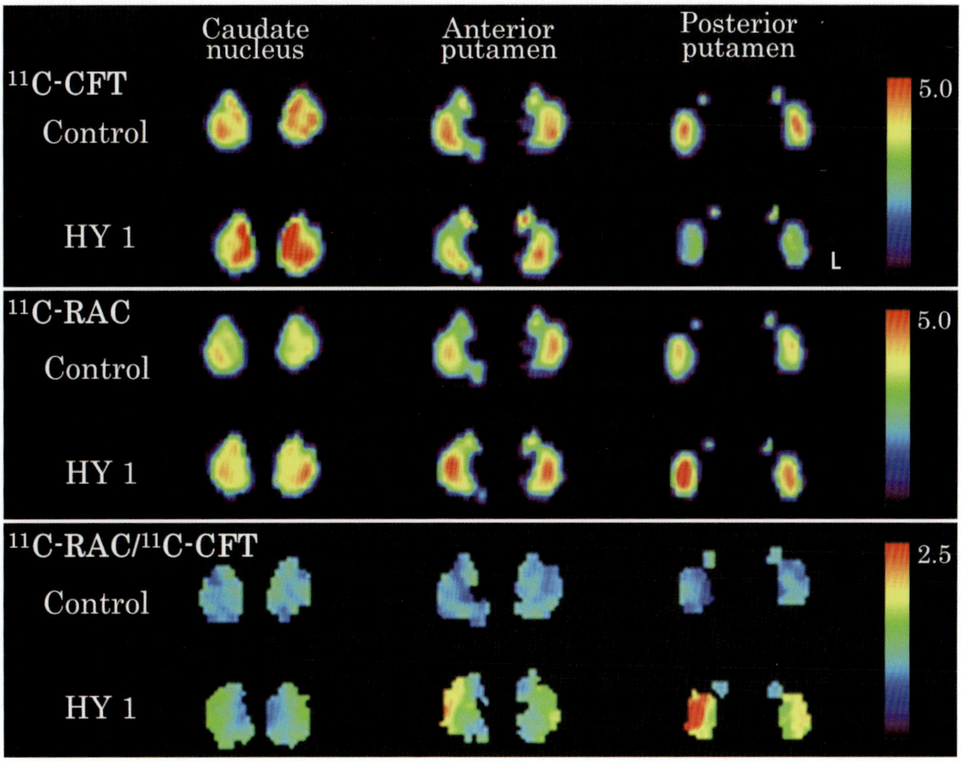

　健常者と左筋強剛のあるPD（HY 1）それぞれのCFT，RAC，RAC/CFTの3つの画像について，尾状核，被殻前部，被殻後部の領域に分けて対小脳集積比で呈示した（図33）。上段のCFT集積分布は，健常者は線条体にほぼ均一に集積を認めるが，PDでは被殻右後方優位に両側で低下している。中段のRAC集積分布は，健常者はやはり均一に集積を認めるが，PDでは被殻右後方優位に上昇している。このような局所差をより明示するためにRAC/CFTの画像を下段に呈示するが，健常者ではCFTとRACの集積がともに一定するため，比の画像としてはほぼブルーの色で表示される。しかし，PDでは被殻右後部，しかも背外側優位にドパミン系ニューロンの節前・節後不均衡が高度であることが示されている。

図 34　線条体内の DA synapse 節前機能と節後機能の相関関係

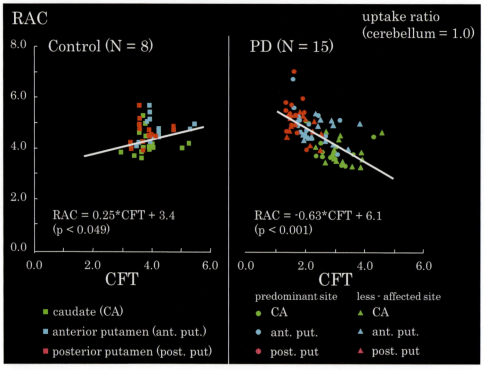

健常者 8 名，PD 15 名，それぞれの CA，ant.put，post.put における CFT，RAC の値（対小脳比）の相関関係を示す（図 34）。各群におけるすべてのプロットの近似直線の傾きから，健常群では CFT と RAC が正相関を，PD 群では逆相関をしていることがわかる。PD の変性は重症度により異なるが，どの症例も線条体内での局所差が存在する。つまり線条体が均一に傷害を受けているのではないことが理解できる。

図35　左右差と ^{11}C-RAC/^{11}C-CFT 比

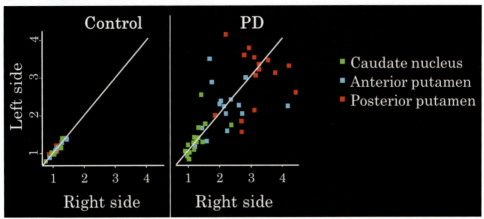

　線条体内領域別 RAC/CFT について左右差を検討すると，PD では被殻のより後方に，より高度な左右差が存在することが示されている（図35）。さらにこれは臨床症状の左右差に対応し，臨床症状優位側と対側の被殻に高度である。

図36　線条体領域全画素の CFT-RAC 相関関係（control and PD）

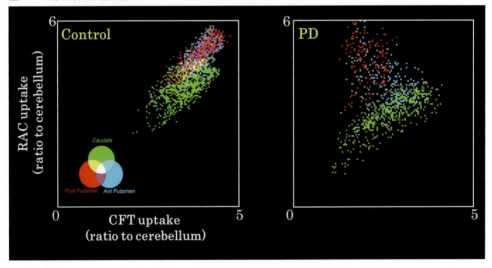

　CFT と RAC の線条体領域別相関関係を pixel by pixel 解析で表示した（図36）。各ドットのカラーはグリーンが尾状核，ブルーが被殻前部，レッドが被殻後部である。左図に示す健常者では CFT と RAC の各 pixel 対応は1対1で線条体内の局所差はなく正相関している。一方，PD では尾状核はほぼ正相関するが，被殻では後部により高度な imbalance（不均衡），すなわち CFT が他の領域に比較してより低下し，RAC は保持される関係が示されている。

16　パーキンソン病（PD）

　77歳頃より動作緩慢と歩行障害を自覚。翌年には起居動作がやや困難となり，嗅覚低下と安静時振戦，排尿障害を認め，発症後3年で受診した。神経学的には右上肢優位の軽度の四肢筋強剛と動作緩慢，姿勢反射障害を認め，Hoehn and Yahr scale（HY）のステージ3と診断した。ただし，腰椎症や膝関節症などの加齢の影響がADLを修飾していた。
　MMSE 29，FAB 11，OSIT-J 2。MIBG心筋シンチグラフィー H/M比 early 1.2, delayed 1.0，WR 35％。

図37　PD（80歳，男性）

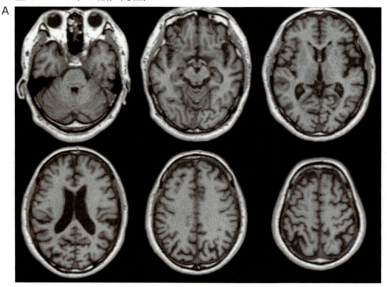

A

MRI：両側基底核，脳幹，小脳を含め，病的萎縮を認めない（VSRAD 0.81）。

疾患名 - 略語

- パーキンソン病（Parkinson's disease；PD）

パーキンソン症候群　119

3-2
PD

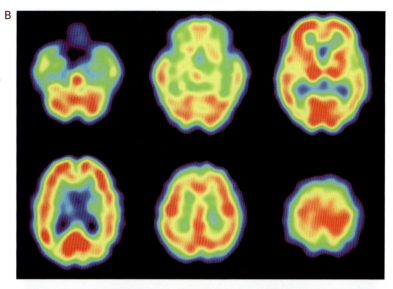

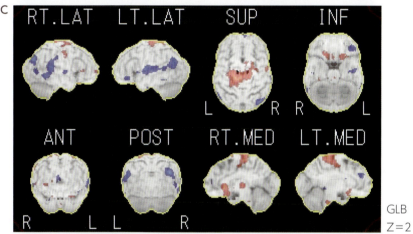

GLB
Z=2

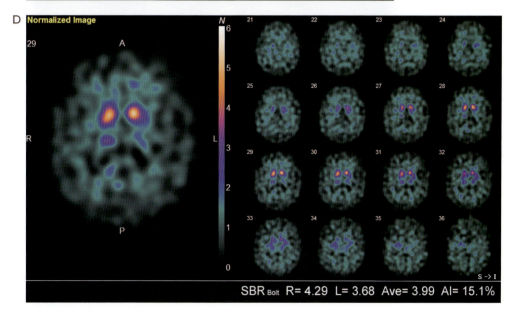

SBR Bolt　R= 4.29　L= 3.68　Ave= 3.99　AI= 15.1%

SPECT：水平断像では基底核，一次感覚運動野の血流が若干亢進している (B)。他の領域の血流分布は正常である。Two-tail view では PD の血流分布不均衡の特徴である一次感覚運動野の血流増加が示されたが，その他の領域はほぼ正常範囲である (C)。DAT SPECT では右優位のパーキンソン徴候に対応して左後方優位の両側線条体集積低下を認めるが，尾状核の集積は保持され，視覚的な印象は PD HY 2 相当である (D)。

Column

　本例は，左右差のあるパーキンソン徴候と OSIT-J 低スコア，そして MRI 所見から PD が疑われた。しかし，患者の全体像は加齢に伴うロコモティブシンドローム的要素が歩行や姿勢反射障害に影響した。病歴や神経所見を丹念にとり，その解釈を慎重かつ正確にできるのであれば DAT SPECT は不要なケースも多々あろうが，パーキンソン徴候らしい患者を前に，一体どのような検査をまずオーダーすべきか一般的には迷うであろう。専門医に速やかに紹介できる環境であればよいが，そうでない場合は DAT SPECT にて線条体ドパミントランスポータの変性を確認することが優先されてもよい。なお，PD や DLB といった Lewy 小体病では，その診断ツールとして MIBG 心筋シンチグラフィーが神経内科領域ではよく知られている。すなわち，Lewy 小体病では，MIBG の早期像・後期像がともに低下し，後者がより低値となる結果，WR が亢進する。ただし，発症早期の PD や振戦優位型 PD では低値を示さない症例が存在する点に留意する必要がある。

17　認知症を伴うパーキンソン病（PDD）

　75歳頃より，小声，動作緩慢，前傾姿勢，歩行障害，便秘などを自覚し，PDの診断を受けた。78歳になって小刻み歩行が顕著となり，すくみ現象も併発。同時期より夜間頻尿や味覚の低下を自覚した。また，同じ内容の電話を繰り返し，電気の消し忘れも目立つようになり受診となった。

　MMSE 20，FAB 12，MoCA-J 18[*1]，HY 2.5，UPDRS (Unified Parkinson's Disease Rating Scale) part Ⅲ 30。MIBG心筋シンチグラフィー H/M比 early 1.6, delayed 1.3，WR 38%。

図38　PDD（78歳，男性）

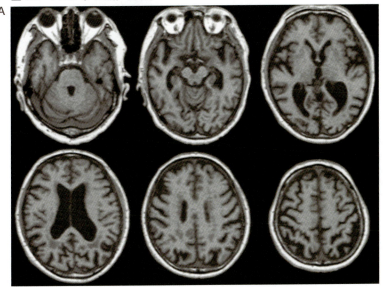

MRI：側頭葉内側の萎縮を反映し，側脳室下角の開大を認める。また，頭頂葉脳溝が目立つ（VSRAD 1.65）。

疾患名-略語

- 認知症を伴うパーキンソン病（Parkinson's disease with dementia；PDD）

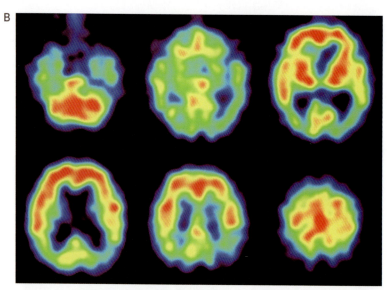

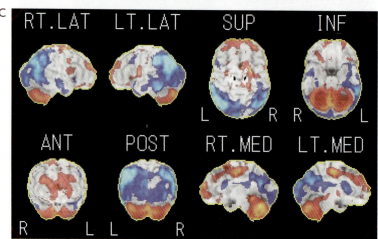

SPECT：小脳・脳幹および前頭葉や一次感覚運動野の血流は保たれ，基底核の血流は若干亢進している。後部帯状回・楔前部，両側側頭葉，頭頂葉，後頭葉における顕著な血流低下を認める（B）。Two-tail view ではこうした所見がより視覚的に明瞭化される。また，PD の血流分布すなわち小脳と一次感覚運動野の血流増加が示された（C）。

---

*1：軽度認知機能低下のスクリーニングツールである日本語版 Montreal Cognitive Assessment（MoCA-J）は，多領域の認知機能（注意機能，集中力，実行機能，記憶，言語，視空間認知，概念的思考，計算，見当識）について，約 10 分間で評価することができる。30 点満点で，日本語版では 26 点以上が健常範囲と考えられている。

Column

　PDDは文字通りパーキンソン病に認知症を合併したもので、パーキンソニズム発症ののち1年以内に認知機能障害を示すDLBとは臨床的に区別される。しかし、発症時期を厳密に断定することは一般的に難しく、また現実的でもない。実地臨床ではパーキンソン徴候に対してはドパミン補充を、認知症に対してはコリンエステラーゼ阻害薬などの投与が迅速に検討されるべきである。PDDとDLBは臨床所見や検査所見でほぼ共通の特徴があり、また、病理学的にも明確に判別できない。

　次に、参照例として、軽度認知障害から認知症へ移行したパーキンソン病（PD with mild cognitive impairment；PD-MCI）からPDDへ移行した83歳の女性例を呈示する（図39）。本例は79歳時に右手の安静時振戦、80歳時に小刻み歩行で発症したHY 2.5の症例である。MIBG心筋シンチグラフィーH/M比 early 1.8, delayed 1.5, WR 35.4%, UPDRS 34 (0-10-24-0), MMSE 25, OSIT-J 2であったためPD-MCIと診断した。83歳には家事全般がおろそかになり服薬管理が困難になった。MMSE 18, FAB 8と認知症状が進行し、MIBG心筋シンチグラフィーH/M比 early 1.7, delayed 1.4, WR 40.9%であった。

図39　PD-MCI → PDD 移行症例（女性）

80歳時　　　　　　　　　　　　83歳時

A

(VSRAD 1.54)　　　　　　　　　　(VSRAD 3.70)

MRI：3年の経過で側頭葉内側の萎縮が進行し、側脳室下角が軽度開大している。側脳室は全体的に拡大傾向で脳萎縮を反映している。

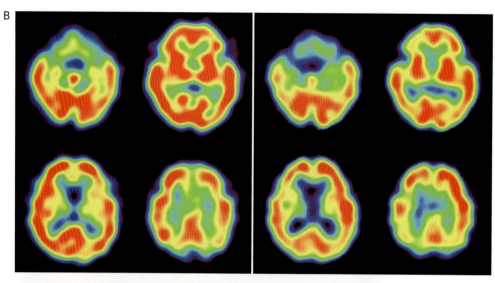

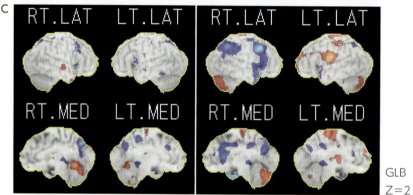

SPECT：左80歳時，右83歳時。3年の経過で血流分布不均衡が顕著となり，MCIから認知症への移行を捉えている（B）。Two-tail viewでは視覚的評価がより容易となるが，一次感覚運動野と小脳の血流が上昇するPDのパターンもより明瞭となった（C）。

　本例は振戦で発症しPDDへ移行したが，前述したDLBやPDDのような後頭葉の血流低下は認められない。本例のような後頭葉の血流低下を生じない症例もPDDのなかに存在することは留意すべきことと思われる。

18 常染色体劣性遺伝性若年性パーキンソニズム（AR-JP）

　20代後半から右優位の両下肢振戦を自覚。30代に入ると前傾姿勢と歩行障害を生じ，後半には右上肢の振戦も加わった。その後，徐々に右優位の四肢筋強剛と下肢ジストニア，深部腱反射の亢進を認めたが，OSIT-Jスコアは10と嗅覚低下はなく，MIBG心筋シンチグラフィーH/M比もearly 2.4, delayed 2.9, WR 12％と正常範囲であった。頭部MRIでは形態学的異常所見はなく，脳血流SPECTも特記すべき異常は認めなかった。

図40　AR-JP（42歳，男性）

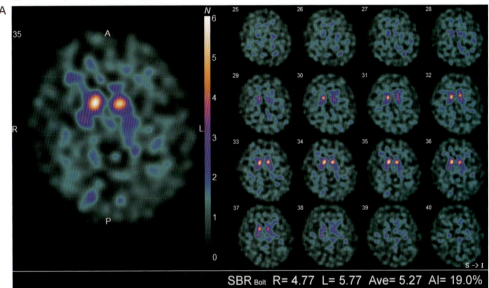

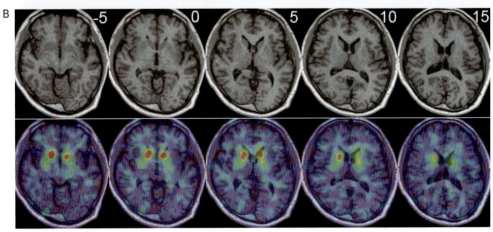

AC-PC：0mm

疾患名－略語

- 常染色体劣性遺伝性若年性パーキンソニズム（autosomal recessive juvenile parkinsonism；AR-JP）

Column

　DAT SPECT：Aの画像において，両側被殻における集積は低下しているが，右優位のパーキンソン徴候に対応する左右差が不明瞭で，しかもSBRも臨床症状と逆転している。これは，ルーチン検査では頭が傾いた状態で撮影された画像の向きの修正をDAT SPECTの画像で行うため修正不十分の場合があるためと解釈している。このためDAT SPECTをMRIにcoregistrationしてからAC-PCラインと平行にリスライスしてMRIおよびDAT SPECTの水平断像を求め，トレーサの集積状態について検討したものをBに示した（下段はMRIとDAT SPECTの重ね合わせ画像）。これは研究レベルの解析となるので一般的ではないし，使用ソフトの関係でDAT SPECTのカラー表示もGEカラーでなくてレインボーカラーとしている。このリスライス画像は臨床所見をよく反映して左右差の側も合致しており，典型的なPDの所見としてよい。なお，本患者は，その後遺伝子解析が施行され，PARK2と診断された。本症ではLewy小体が基本的に出現しないが，DAT SPECTはPD類似の所見である。

19　脳血管障害＋パーキンソン病（CVD＋PD）

　40代に2回の高血圧性脳出血をきたし，その後遺症のため伝い歩きの生活を施設で送っていた症例。ADLはほぼ自立していたが，最近になって徐々にADLが低下し，入浴や着替え，食事に介助を要するようになった。施設契約医療機関からは血管障害後遺症と診断されたが，経過が比較的急であったために車椅子にて来院。初診時仮面様顔貌で小声や流涎が目立ち，咽頭や舌の動きは損なわれ，HY 5の状態で，右優位の両側錐体路徴候を合併していた。

　MMSE 22（計算0/5，遅延再生1/3，三段命令2/3），FAB 13（類似性2/3，語の流暢性2/3，運動系列1/3，葛藤指示2/3）であった。

図41　CVD＋PD（53歳，男性）

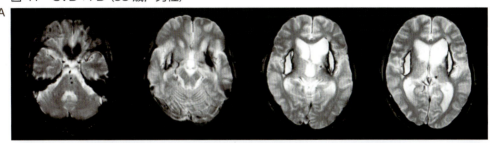

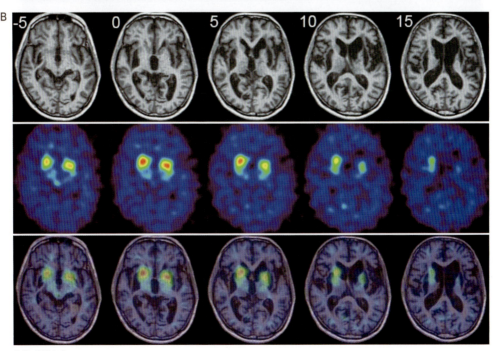

AC-PC：0mm
SBR R＝3.93 L＝3.25 Ave＝3.59 AI＝19.1%。DAT SPECTのカラーはレインボー表示。

MRI：A は両側被殻出血後と考えられる T2*強調画像所見である。左の視床や脳幹には microbleeds が散見される。B 上段は T1 強調画像で，中段はこの画像に coregistration した DAT SPECT 画像，下段は重ね合わせ画像である。線条体における DAT 集積は被殻後部中心に低下しているのが明示されている。

Column

　本例は CVD 後遺症として経過観察されていたが新規に PD を発症したため，ADL の著しい低下をきたしたと考えた。その後，L-ドパ投与を試みたところ，自立生活を取り戻し，ふたたび従来どおりの療養生活を送ることが可能となった。
　本例のように尾状核における DAT 集積が残存している症例には，積極的に抗パーキンソン病薬の投与を検討されたい。

疾患名 - 略語

- 脳血管障害＋パーキンソン病 (cerebrovascular disorder＋ Parkinson's disease；CVD＋PD)

20 多系統萎縮症パーキンソニズム型（MSA-P）

　61歳頃，緩徐に進行する書字障害，歩行障害，動作緩慢，構音障害を自覚され来院。外来では右上下肢筋強剛，四肢深部腱反射亢進，右チャドック反射陽性が指摘された。
　MIBG心筋シンチグラフィー H/M比 early 2.7，delayed 3.4，WR 7.2%。

図42　MSA-P（62歳，女性）

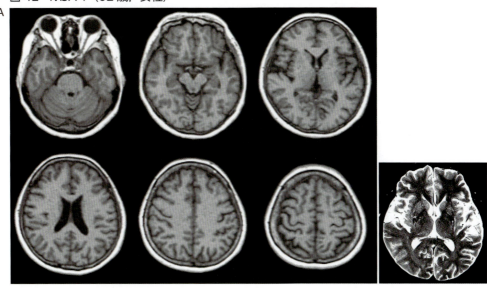

MRI：左T1強調像では特記事項は指摘されないが，T2強調像ではやや左優位に両側被殻外側にslit likeの高信号を認める。

疾患名 – 略語

- 多系統萎縮症パーキンソニズム型（multiple system atrophy- parkinsonian type；MSA-P）

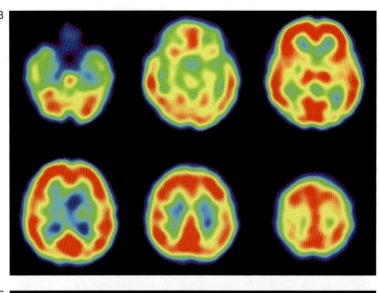

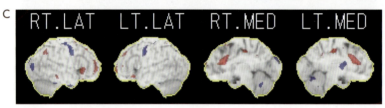

SPECT：小脳・脳幹および視床の血流は保持されるが，基底核の血流は両側で低下している（B）。Two-tail view では明らかな所見を認めず，MSA-P の脳血流分布パターンに矛盾しない所見である（C）。

Column

　本例はパーキンソン症候群発症早期で受診した症例。形態学的変化を確認するために MRI を，またパーキンソン症候群の鑑別診断を進めるために MIBG 心筋シンチグラフィーと脳血流 SPECT をオーダーした。病歴や神経学所見から変性疾患に伴うパーキンソン症候群が疑われた場合は DAT SPECT は必ずしも必要ではなく，ADL の低下した患者の通院負担や経済状況を考慮した核医学検査を選択するよう心がけたい。

　ここで PD が疑われて紹介された 64 歳の女性例を呈示する（図 43）。
　63 歳頃から右優位に手指巧緻運動障害や振戦，動作緩慢を自覚した。しかし，振戦は PD としては非典型的で，尿閉の病歴が確認された。なお，四肢深部腱反射は正常で病的反射もなく，OSIT-J は 9 と嗅覚異常は指摘されなかった。以上より振戦優位型 PD と MSA との鑑別が問題となった。

図43 MSA-P（64歳，女性）

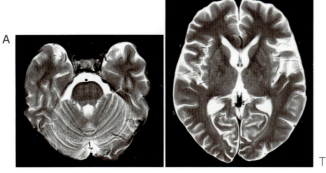

MRIでは前述の症例のようなMSA特有の所見は確認されず，MIBG心筋シンチグラフィーもH/M比early 2.6, delayed 2.9, WR 8.6％と心臓交感神経の脱神経所見はなかった。

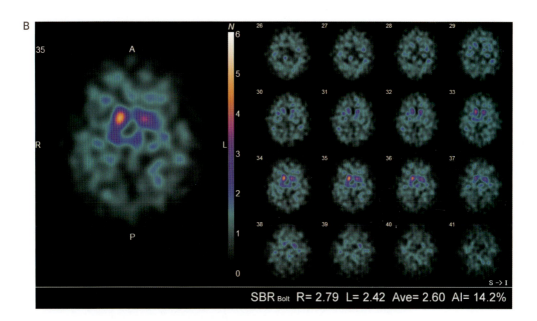

DAT SPECTでは，左優位に線条体における集積が低下しているが，よく見ると右被殻は被殻前部から後部への集積が残存している領域があり，左線条体に関しては尾状核も低下している。この所見は前述の尾状核がドット状に残るPDとは異なる所見である。そこで，視覚的に正常と判断されたMRIを再度詳細に検討すべくDARTEL解析を施行した。

以下がその所見であるが，NCD 15 名と本例との比較で，灰白質＋白質ボリュームが統計学的に有意に低下している領域が示されている。

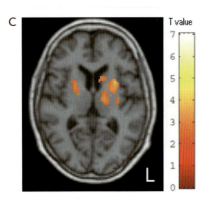

GMV＋WMV：Pt.＜NC，p＜0.01

　すなわち，この所見は MRI で視覚的に認められなかった変性過程を捉えていることとなり，診断的価値の高い所見であるとともに，DARTEL はきわめて有用な情報を提供できる手法ともいえよう。MSA-P の DAT 所見はここで示したようによくみると PD と異なることがある点に留意されたい。

　なお，PET ではこの不均一な線条体変性を詳細に捉えることができる（図 44～46）[16]。

図 44　健常者と MSA-P 患者のドパミントランスポータと
　　　　ドパミン D₂ レセプタ PET 画像

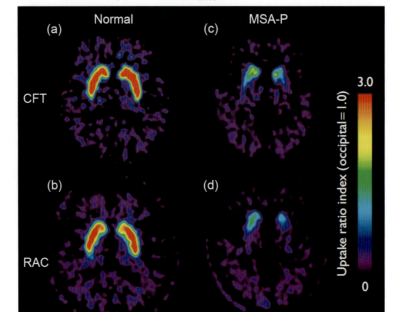

〔文献 16）より引用〕

(a) (b) は健常者，(c) (d) は MSA-P 患者の PET 画像。表示は MSA を対象疾患としているため後頭葉集積基準（AC-PC line＋3.1 mm）である。

MSA-PではRAC集積がCFT低下に相関するように低下する。この所見は前述したPDとの大きな相違点でMSAにおいて抗パーキンソン病薬が奏効しない根拠，すなわちD$_2$レセプタの変性脱落を示している。

図45　CFT・RAC対後頭葉集積比の線条体領域別相関関係

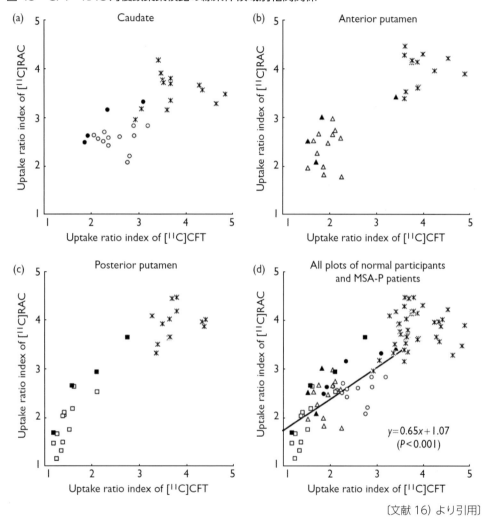

〔文献16〕より引用〕

　MSA-P 8例と健常者8例を対象とした，尾状核 (a)，被殻前部 (b)，被殻後部 (c)，および，これらすべての領域 (d) における [^{11}C] CFT と [^{11}C] RAC の対後頭葉集積比の相関関係を示す。Asterisk (＊)：健常者，open circles (○)：MSA-P尾状核，open triangles (△)：MSA-P被殻前部，open squares (□)：MSA-P被殻後部で，黒塗りで示した患者はL-ドパに反応するMSA-P例 (●, ▲, ■) である。

　MSA-PはPDと異なり尾状核においてもRACの低下を認める。また，L-ドパが奏効する症例では奏効しない症例に比しRACの集積が比較的保持されている。

図46 線条体領域全画素のCFT-RAC相関関係（control, PD and MSA-P）

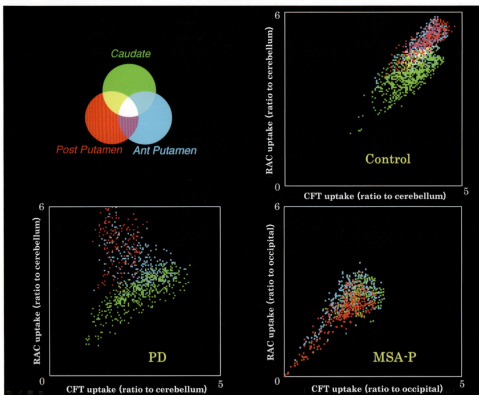

前掲の図36（→p 117）で示したPDと異なるのが理解されよう。MSA-PではCFTとRAC集積が尾状核を含む線条体全体で低下し，尾状核が比較的保持される傾向のあるPDとは異なる。

21 多系統萎縮症小脳型（MSA-C）

　71歳頃から歩行時のふらつきと構音障害が出現し，その後，緩徐進行性に悪化。明らかなパーキンソン徴候はなかったが，小脳性運動失調が高度で自力歩行が困難であった。

図47　MSA-C（75歳，男性）

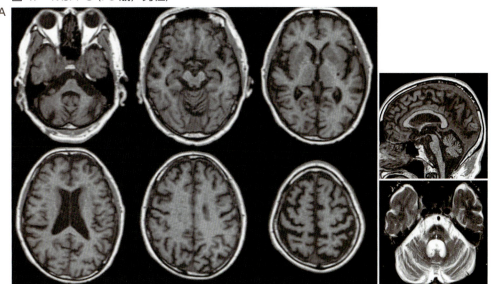

MRI：橋底部，橋被蓋，小脳，両側中小脳脚の萎縮を認める。T2強調像では橋底部にcross signを認め，両側中小脳脚は高信号を示し，高度萎縮を反映している。

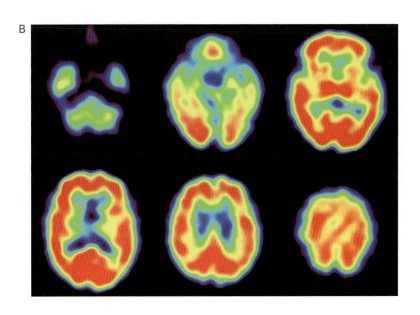

SPECT：両側小脳ならびに脳幹の顕著な血流低下と基底核の血流低下を認めるが，視床の血流は保持される（B）．Two-tail view では MSA-C の典型的血流分布パターンを示している（C）．

Column

次に示す 76 歳の男性例は 74 歳頃に歩行障害で発症し，筋強剛や振戦はなかったが，動作緩慢が高度で抗パーキンソン病薬が奏効せず，小脳性運動失調と構音障害，排尿障害を呈していた．MRI では前述した症例同様の橋底部 cross sign を認め，脳血流 SPECT でも高度な小脳ならびに脳幹の血流低下を示した．この症例では動作緩慢が顕著であったため DAT SPECT を施行した（図 48）．

図 48 MSA-C（76 歳，男性）

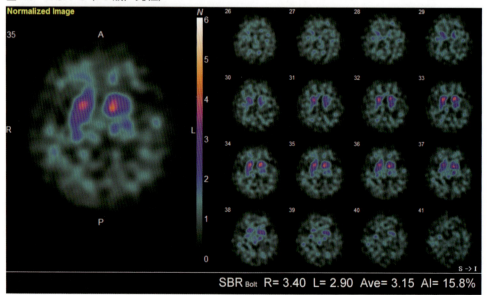

疾患名 - 略語

- 多系統萎縮症小脳型（multiple system atrophy- cerebellar type；MSA-C）

両側尾状核ならびに被殻における集積低下を認め，PDと異なる集積低下パターンであった。MSA-CはSCDとの鑑別がしばしば問題となることがあるが，後者は一部の遺伝性SCDを除き一般的に錐体外路障害を呈さない。したがって，DAT SPECTはこの点においても有益な情報を提供する可能性がある。

　参考までに発症9年経過した遺伝子診断により確定した遺伝性SCDであるマシャド・ジョセフ病（Machado-Joseph disease；MJD）の画像を呈示する（図49）。

図49　MJD（62歳，女性）

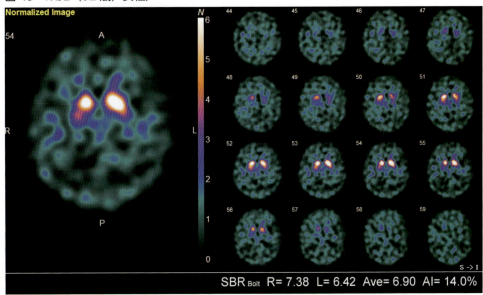

　この症例も，臨床的に錐体外路徴候はなく小脳性運動失調が主体であるが，DAT SPECT所見は，MSA-Cとは異なりほぼ正常所見を示している。

22 進行性核上性麻痺（PSP）
PSP-RS

78歳頃から温厚な性格に変化を生じ，易怒性が目立つようになった。また，ADLが緩慢となってすくみ足を認め，後方へ頻回に転倒するようになり，79歳になると嚥下障害を生じた。80歳時には自力立位困難になり，杖歩行となった。神経学的には核上性垂直性眼球運動制限，姿勢反射障害，右優位の筋強剛と動作緩慢，両側錐体路徴候，前頭葉徴候，偽性球麻痺を認めた。

MMSE 19，FAB 7。MIBG心筋シンチグラフィー H/M比 early 2.5，delayed 2.2，WR 27％。

図50　PSP-RS（80歳，男性）

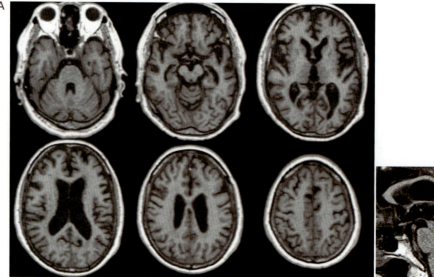
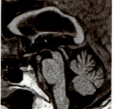
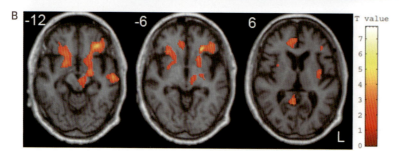

GMV＋WMV：Pt.＜NC，p＜0.05，AC-PC：0mm

疾患名 - 略語

- 進行性核上性麻痺（progressive supranuclear palsy；PSP）
- リチャードソン症候群（Richardson's syndrome；RS）

MRI：両側側脳室は開大し，脳梁の菲薄化と第 3 脳室拡大を伴う。中脳被蓋部は萎縮し，すなわち hummingbird sign を呈する（矢状断）(VSRAD 2.26)。

また，DARTEL では線条体から前頭葉に至る領域と中脳の萎縮が指摘できる。

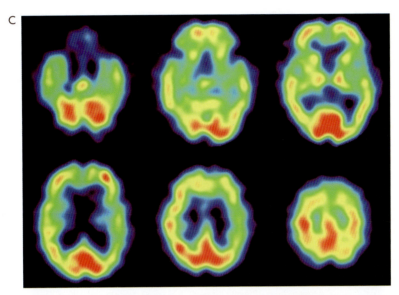

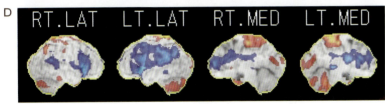

SPECT：水平断像では左優位両側前頭葉内外側，基底核，視床における血流低下を認める（C）。Two-tail view GLB では高位円蓋部の血流上昇，シルビウス裂や脳室の拡大を反映した血流低下を認める（D）。

Column

　RSの特徴は，体幹優位の筋強剛があり，振戦はなく，後方への姿勢反射障害が高度で転倒を繰り返し，下方視主体の核上性眼球運動障害，頸部後屈，把握反射などの前頭葉徴候やapplause signを認めることである．多くは60歳以降の発症で経過は早く，抗PD薬は奏効しないため，発症数年で要介護となる症例も少なくない．また，前頭葉機能低下を主体とする失念や思考の緩徐化，アパシーやうつといった性格変化，強迫笑いや強迫泣きを伴う易刺激性や易怒性，深刻感の欠如と多幸症などを伴うことがある．
　本例は形態学的にも脳血流画像も典型的なRSの所見を示している．また，RSはタウオパチーであり，脳脊髄液循環不全をきたしやすいため，MRIでDESHの所見に乏しくてもSPECTではNPH様の高位円蓋部の血流増加とシルビウス裂周囲における低下を示すことがある．なお，RSではMIBG心筋集積は一般に維持される．

　ここでPSPについて整理しておきたい．1964年にPSPが初めて記載されて50年が経過した．1996年にNINDS-SPSPの診断基準が提唱されたが，病初期には診断感度が低いことが指摘されている．また，2005年以降にはさまざまな臨床病型が報告され，従来から指摘されている臨床症候を呈する一群はRSと呼ばれるようになり，一方で非典型的な症候を呈するPSPも多数報告されてきた．すなわち，PSPは典型的なRSのほか，タウ病変の分布によって大脳皮質優位型（PSP-CBS，PSP-FTD，PSP-PNFA）と脳幹または小脳優位型（PSP-P，PSP-PAGF，PSP-C）に大別されている．したがって，こうした背景を勘案して臨床現場では進行性核上性麻痺症候群（progressive supranuclear palsy syndrome；PSPS）という名称が使用されている．
　さて，PSPSの基本病型であるRSの臨床診断は，病勢が進行し診断基準にあるような臨床症候が揃い，典型的な中脳被蓋萎縮，第3脳室の拡大と前頭葉萎縮を確認できればよい．そして，RSの罹病期間が平均9年未満で，薬物療法が奏効しないことに鑑みれば，可能な限り早期に診断し，充実した対症療法とリハビリテーションを軸とした生活支援形成を構築していくことが，不要な投薬を避ける意味でも肝要となる．近年，タウ遺伝子H1ハプロタイプは発症リスクアレル（risk allele）であり，タウ遺伝子多型のゲノムワイド関連解析により3つの遺伝子が疾患感受性遺伝子として同定されたが，PSPSの診断を確定するバイオマーカーは現在はなく，今後もさまざまな角度からのアプローチと臨床情報の蓄積が望まれる．引き続き，われわれが経験したPSPS症例の各臨床像とDATや脳血流SPECT所見を提示していくが，これらはあくまで臨床診断であることに留意されたい．

なお，図51に発症1年未満のRS症例（77歳，男性）のDAT SPECTを提示する。

図51　PSP-RS（77歳，男性）

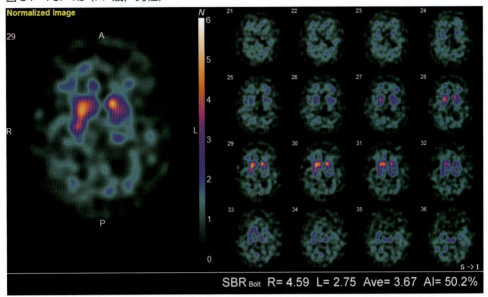

発症早期のために尾状核が比較的保持されており，右被殻前部に集積が残存し左右差もある。PDとの鑑別はDAT SPECTだけでは困難である。

23 進行性核上性麻痺（PSP）
PSP-P

　75歳時，右手の振戦と書字困難で発症。76歳時，振戦が下肢にも出現し，左優位の動作緩慢が顕著となった。L-ドパ治療によりパーキンソン徴候が軽減したため，PDと診断された経緯もあったが，計算ができないことから軽度認知障害の合併も指摘された。顔貌は仮面様で瞬目は減少し，安静時振戦，動作緩慢，筋強剛を左側優位で四肢に認め，上方視優位垂直性注視麻痺，深部腱反射軽度亢進，軽度認知障害，前頭葉徴候を認めた。なお，全経過を通じて転倒の病歴はほとんど認めなかった。

　MMSE 25，FAB 7。MIBG心筋シンチグラフィー H/M比 early 2.7，delayed 3.1，WR 10%。OSIT-J 9。

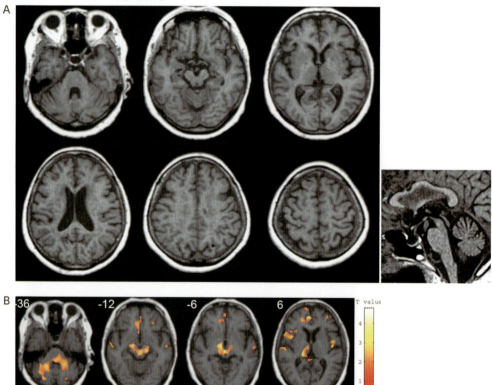

図52　PSP-P（77歳，女性）

GMV+WMV：Pt.＜NC，p＜0.05，AC-PC：0mm

疾患名 - 略語

- PSP-parkinsonism (PSP-P)

MRI：水平断像では第3脳室の拡大や中脳萎縮は明瞭ではないが脳梁は菲薄化し，矢状断では被蓋部萎縮が指摘される．DARTELでは右優位に視床，両側の大脳脚，中脳被蓋，小脳脚の萎縮が示されるが，線条体の変化は指摘されない．

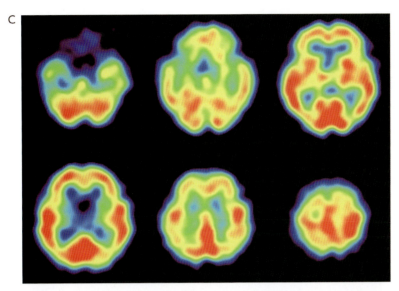

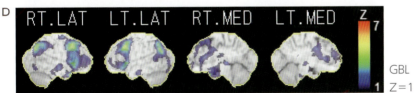

SPECT：水平断像では中脳の血流低下が明らかである（C）．3D-SSP decrease画像を示したが，前頭葉における血流低下が指摘される（D）．

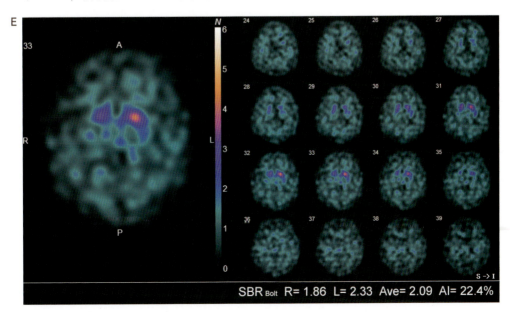

DAT SPECT：右優位に線条体の集積が低下している．また，とくに尾状核の低下が著しく初期 PD とは異なる所見である．

Column

　本例は L-ドパの奏効する PD 類似のパーキンソン徴候に加え，垂直性注視麻痺や深部腱反射軽度亢進，軽度認知障害，前頭葉徴候といった RS に特徴的な所見を合併している．しかし，MRI では前述した RS と差異の指摘は困難で，DARTEL 解析がなければ形態画像での鑑別診断は不可能といってよい．また，血流画像では RS に比して線条体での血流が維持される傾向があり，この点は L-ドパが奏効した事実を考えると興味深い．なお，DAT については PD の進行期類似の所見であり，この検査単独による鑑別診断はやはり難しい．

24 進行性核上性麻痺（PSP）
PSP-FTD

　66歳頃から徐々に動作が遅くなり，右手の動かしづらさや右足の倦怠感を自覚。67歳時には倦怠感は全身に広がり，2年の経過で食欲不振から10kg以上の体重減少を認めた。また，発症前とは別人のような執着気質となり，多彩な不安症状を訴えた。神経学的には眼球運動制限，頸部ジストニア，易転倒傾向，小脳徴候，すくみ足などはなかったが，右優位の振戦を伴わない軽度の筋強剛と動作緩慢，四肢深部腱反射亢進とバビンスキー徴候を認めた。

　MMSE 29，FAB 17。MIBG心筋シンチグラフィー H/M比 early 2.1，delayed 2.0，WR 24％。

図53　PSP-FTD（68歳，男性）

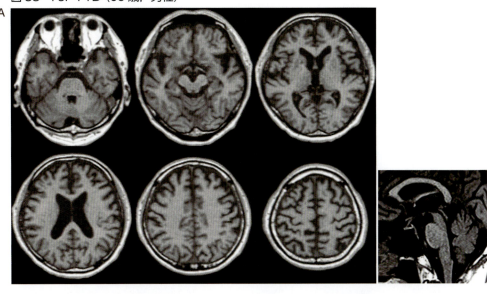

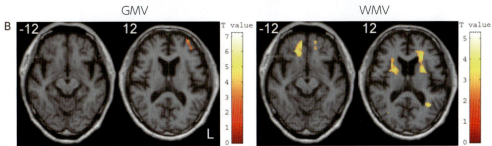

Pt.<NC, p<0.01, AC-PC：0mm

疾患名 - 略語

・PSP-frontotemporal dementia（PSP-FTD）

MRI：水平断像では第3脳室は拡大し，中脳萎縮も軽度存在する。また，前頭葉皮質の萎縮は明瞭で脳溝も目立つ。矢状断では中脳被蓋部萎縮は不明瞭である。DARTEL白質ボリュームでは被殻から前頭葉眼窩面にかけての低下が高度であるが，灰白質の変化はない（B）。

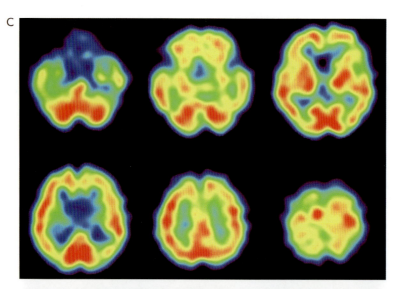

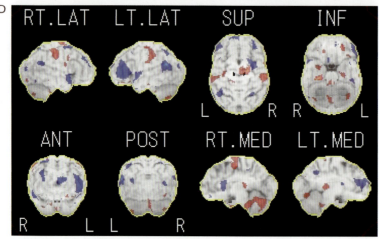

SPECT：水平断像では脳幹や小脳半球そして線条体の血流はおおむね保たれるが（C），Z=2のtwo-tail viewでは前頭葉の血流低下が極軽度左優位に存在する（D）。

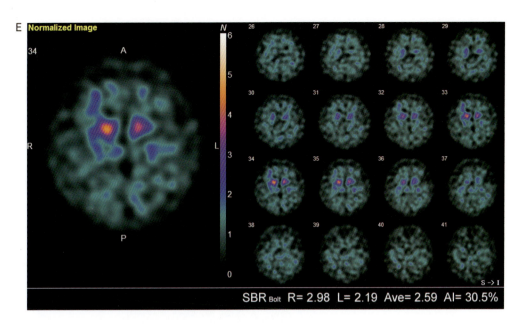

DAT SPECT：左優位に線条体における集積が低下しているが，よくみると左は尾状核も低下が著しく，PDでいわれるドット状ではない。

Column

　本例は人格変化を主体とし，パーキンソン徴候は軽微であったが，画像では前頭葉白質障害とDAT低下が指摘された。PDとの相違点は錐体路徴候の存在とMIBGが正常である点，MSAとの相違点は白質優位に前頭葉萎縮があり，SPECTで線条体や小脳の血流が保持されている点があげられる。以上，線条体機能異常に前頭葉障害が合併していることを重視してPSP-FTDと臨床診断した。PSPは冒頭にも記したが，脳幹や小脳に病変主座を置くタイプと大脳皮質に置くタイプとに大別され，本例は後者に分類されると推察する。しかし，こうした診断は病理を検証して初めて明らかになるものであり，PSP-FTDはいまだ報告例が少なく，今後症例の蓄積が待たれる一群である。

25 進行性核上性麻痺（PSP）
PSP-PAGF

65歳時，歩行障害で発症し，抗PD薬が無効で現在は屋内つたい歩き，屋外車椅子移動レベル。発症初期から歩行開始時のすくみ足があり，とくに方向転換時に顕著であった。経過中，眼球運動制限，四肢筋強剛，振戦，動作緩慢はなかったが，最近では易転倒傾向が高度となった。

MMSE 28，FAB 14。MIBG心筋シンチグラフィー H/M比 early 2.3, delayed 2.5, WR 20%。OSIT-J 11。

図54　PSP-PAGF（男性）

A　　67歳時　　　　　　　　　　71歳時

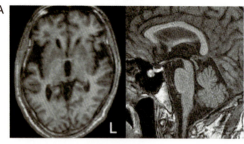 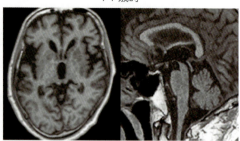

MRI：発症2年の67歳時，第3脳室が軽度拡大し，シルビウス裂も目立っている。T1矢状断では中脳被蓋部が萎縮し hummingbird sign を呈している。発症6年の71歳時には前頭側頭葉の萎縮が進行して側脳室拡大を認め，中脳被蓋部の萎縮はより高度となり，脳幹萎縮も明瞭化している。

B
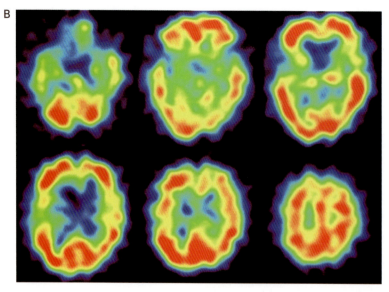

SPECT：69歳時の脳血流画像では脳幹，線条体，視床の血流低下を認める。

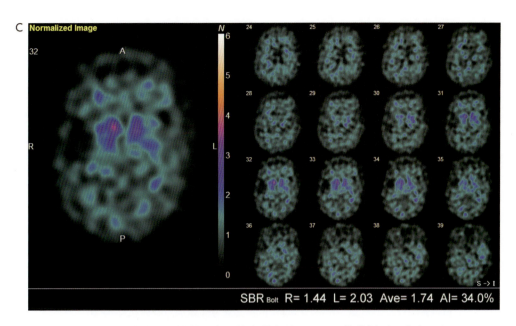

DAT SPECT：71歳時。尾状核を含め線条体全域における集積低下が高度である。

Column

　PSP-PAGFはRSと類似のMRI所見とDAT集積低下を呈し，L-ドパに対する反応性も乏しいが，認知機能はRSと異なり本例のように発症6年経過しても維持される傾向がある。この差異は前頭葉の血流がほぼ維持されるPAGFと高度に低下するRSとでは対照的で興味深い。病理学的な両者の比較・検討が行われるなか，こうした臨床の差にも踏み込んだ研究が待たれるところである。

疾患名 - 略語

- PSP-pure akinesia with gait freezing (PSP-PAGF)

26 進行性核上性麻痺（PSP）
PSP-C

　63歳時，小歩とふらつきが出現し，つぎ足歩行は不能で易転倒傾向を生じた。物忘れの自覚もあったほか，構音障害と軽度嚥下障害，左右差のほとんどない四肢・体幹失調，核上性垂直性眼球運動制限，四肢腱反射亢進を認めた。しかし，振戦，筋強剛，動作緩慢，頸部ジストニア，眼振，病的反射，起立性低血圧はなかった。
　MMSE 21，FAB 9。

図55　PSP-C（64歳，女性）

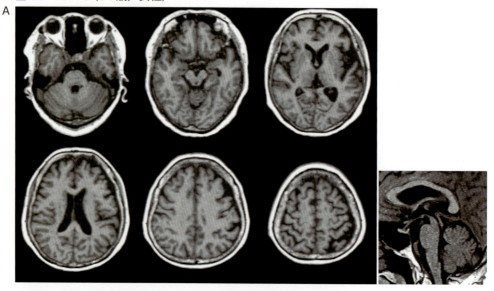

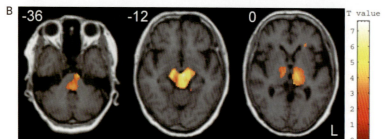

GMV＋WMV：Pt.＜NC，p＜0.01，AC-PC：0mm

MRI：中脳被蓋の軽度萎縮を認めるが，小脳萎縮はない。また，被殻外側の萎縮も指摘できない。DARTELでは中脳と視床の萎縮が明瞭に指摘される。

疾患名 - 略語

- PSP with predominant cerebellar ataxia (PSP-C)

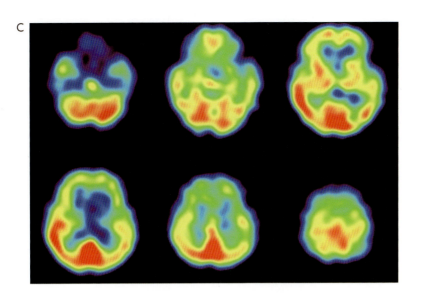

SPECT：脳幹，視床，線条体，前頭葉の血流は低下しているが，小脳は保持される。

Column

　PSP-C についてはその臨床と病理とを対比させた報告が最近，わが国から相次いでいる。その特徴は 60 歳前後で発症することの多い MSA-C と比べ発症年齢がおおむね 70 歳前後と高く，失調症状が早期から合併するが，小脳や線条体萎縮がない点が指摘されている。本例もこの条件を満たしているが，認知機能障害があって前頭葉での血流が低下している点と小脳血流が保たれている点は，これまでの報告に詳細な記載はない。PSP-C の四肢・体幹失調がどこに起因するのか不明であるが，前頭葉性失調の範疇で考えるべきかなど，今後の課題であろう。

27 大脳皮質基底核症候群（CBS）
CBS-CBD

　68歳時，小声，右上肢振戦，小歩にて発症。その後，徐々に右巧緻運動障害が進行し細かい手作業が不能となった。70歳頃には表情は仮面様となりアパシーが顕在化し，動作緩慢や前頭葉徴候が出現した。71歳になるとWAB (Western Aphasia Battery) 失語症検査における経時的命令，語想起，行為指示が軽度低下し，MMSE 28，FAB 12であった。全経過中，前傾姿勢ですくみ足と突進歩行があったが，パーキンソン徴候は一貫して右半身に高度であった。眼球運動制限や眼振はなく失調症状もなかった。

図56　CBS-CBD（71歳，女性）

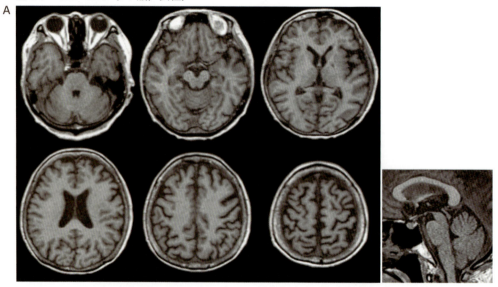

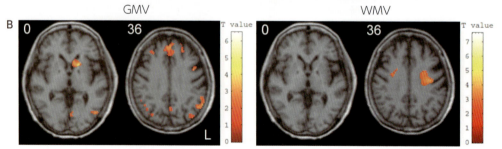

Pt.<NC，p<0.01，AC-PC：0mm

疾患名 – 略語

- 大脳皮質基底核症候群 (corticobasal syndrome；CBS)
- 大脳皮質基底核変性症 (corticobasal degeneration；CBD)

MRI：左中心溝ならびに頭頂葉における脳溝が右に比較して目立つ。脳梁の菲薄化や明らかな中脳被蓋の萎縮はない（VSRAD 1.32）。DARTEL では左尾状核を含む左優位の萎縮をみる。

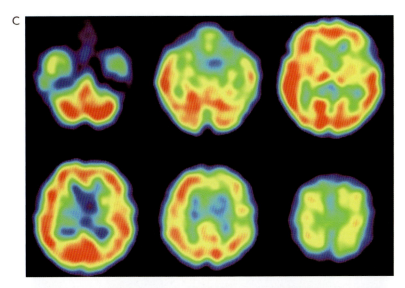

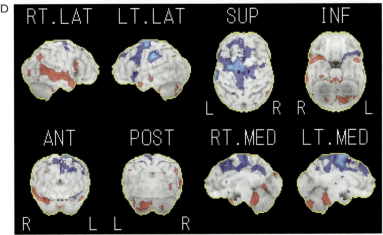

SPECT：水平断像では小脳・脳幹の血流は保たれるが，左側頭・前頭・頭頂葉の血流低下が存在し，とくに一次感覚運動野に高度である。また，左線条体の血流低下も存在する（C）。3D-SSP two-tail view では一次感覚運動野における血流低下が左優位に存在していることがより明瞭に指摘される（D）。

Column

　本例は 3 年の経過で右半身のパーキンソン徴候と失行や失語の要素が混在し，また，前頭葉徴候が認められている点から CBS を鑑別の第一にあげた．CBS は緩徐進行性で非対称性大脳皮質ならびに基底核変性に基づく症候を呈するが，その背景病理は CBD のみならず AD, PSP, FTLD-U/TDP-43, FTDP-17 などきわめて多彩であることが指摘されている．基本的な考え方としては，CBD は臨床的に局所性非対称性頭頂葉・前頭葉皮質病変ありきで，そこに基底核病変などが加わると考えると頭の整理がつく．

　なお，発症早期には左右差が顕著であるが，進行例では変性が両側性となるので診断が難しくなる傾向がある点にも留意されたい．

　次に画像学的に詳細に経過を追うことができた CBS-CBD の 58 歳の女性例について呈示する（図 57）．この症例は 54 歳頃から左手が思うように使えなくなり，歩行障害を自覚．その後，約 2 年の経過で緩徐に進行し，56 歳で初診となった（A〜C）．神経学的には眼球運動制限や眼振はなく，その他の脳神経系も正常．左上肢優位筋強剛，ジストニア，ミオクローヌス．四肢深部腱反射正常で病的反射はなかった．自覚的な感覚障害，小脳徴候，幻覚，幻視，便秘や起立性低血圧，前頭葉徴候も認めず，MMSE 30, FAB 18 で，失語，失行，失認はなかった．OSIT-J 10, MIBG 心筋シンチグラフィー H/M 比 early 2.2, delayed 2.3, WR 30％と嗅覚低下はなく，心臓交感神経障害も認めなかった．

図 57　CBS-CBD（58 歳，女性）

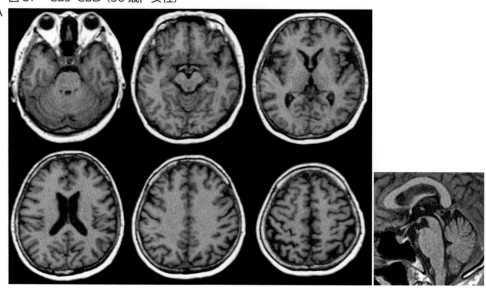

MRI（56 歳時）：両側 PSM 周囲は萎縮を免れるが，中心後溝後方の上頭頂小葉の萎縮を認める．脳幹，小脳，基底核，視床の萎縮はない（VSRAD 1.21）．

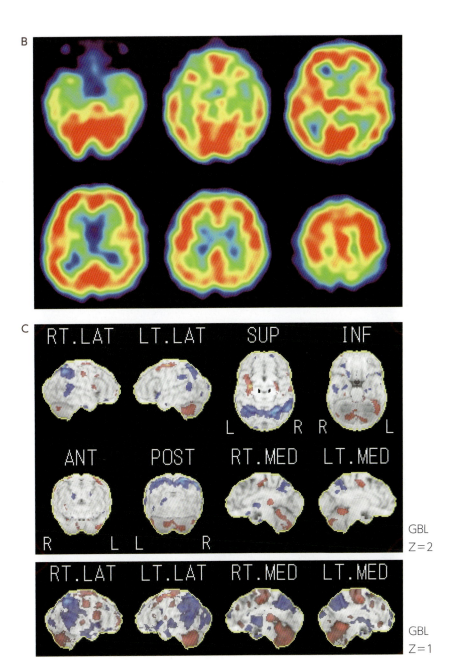

SPECT（56歳時）：水平断像では，脳幹，小脳，基底核，視床の血流は保たれるが，両側上頭頂小葉から下頭頂小葉における血流低下を認める（B）。3D-SSP Z=2では頭頂葉から楔前部の血流低下を認め，Z=1と検定を緩めると，あたかもADを考えさせる画像所見であった（C）。

この時点での鑑別診断について，まずミオクローヌス，ジストニア，SPECT 所見などから LBD の可能性も考えられるが，MIBG や OSIT-J が正常で，幻視や起立性低血圧がないことから否定的と考えた．AD の可能性としては，MMSE の低下がなくその他の高次脳機能検査が正常である点がまず一致しない．しかし，SPECT にて両側頭頂葉と一部連合野や楔前部が低下している点が気になる．次に CBS についてであるが，眼球運動制限や易転倒傾向はないが，ミオクローヌスやジストニアが左右差をもって存在する点で CBS とすることには抵抗が少ないと考えた．PSP については，易転倒傾向や垂直性眼球運動制限，すくみ足や前頭葉徴候などの core features がなく MRI で中脳被蓋萎縮や第 3 脳室拡大などがない点と，SPECT で前頭葉内側面の血流が保たれている点が合致しない．MSA については，錐体路徴候，小脳徴候，自律神経症状がなく，MRI や SPECT 所見は MSA 様ではない．以上のことから CBS-AD ないし CBS-CBD との鑑別が困難と判断し，臨床診断としては CBS にとどめた．

　その後，2 年が経過し 58 歳となったが，認知機能低下は認められず正常で，L-ドパ治療も奏効して杖なしの生活が送れ，元気に通院できていたため，さらなる画像的検討を進めた．まず，MRI（56 歳時）に DARTEL 解析を加えたところ，対照群に比し，D に示すような領域に統計学的に有意なボリュームの低下を確認した．

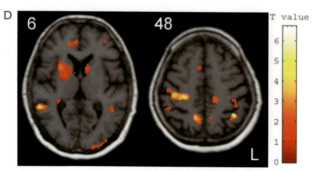

GMV＋WMV：Pt.＜NC，p＜0.05，AC-PC：0mm

また，脳血流統計画像 ZSAM (Z-score summation analysis method) では下記のように AD 類似の所見を得た (E, F)。

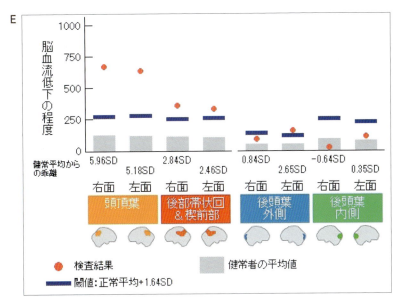

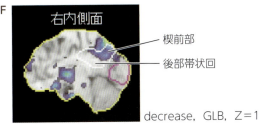

decrease, GLB, Z=1

しかし，ROI を視覚的に検証すると default mode network の hub である後部帯状回が spare されていた (F)。ZSAM では後部帯状回と楔前部を関心領域に一括して設定してしまうため，ここに pitfall が存在する。この点を念頭に置き，読影する必要がある。

F は典型的な AD とは異なる所見であったが，アミロイド病理の存在を否定するものではないため PiB-PET を施行したところ，G に示すようにアミロイドの集積は非特異的な範囲にとどまり AD 病理は否定された。

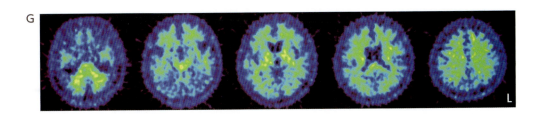

続いて，58歳時にDAT SPECTを施行したが，PD類似の所見で，左優位のパーキンソン徴候に対応して右優位の基底核におけるDATの集積低下を認めた（H）。

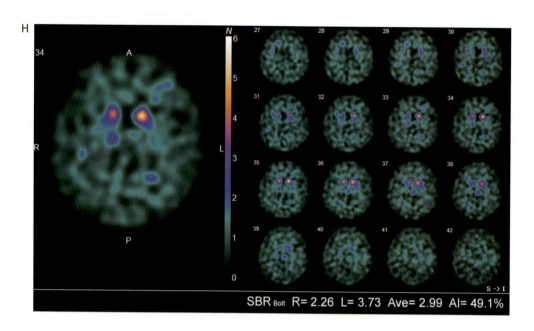

　以上より，本例は皮質と基底核に病変がおよぶCBSと診断し，その背景病理としてのADが否定された症例と考えた。一方，頭頂側頭連合野，楔前部において血流低下がみられるが，後部帯状回では保持されており，後部帯状回における血流低下がADの診断ではより重要である可能性が示唆された。また，Iに示すように，DARTELによるGMV低下の所見もADとは異質の分布を示しており興味深い。

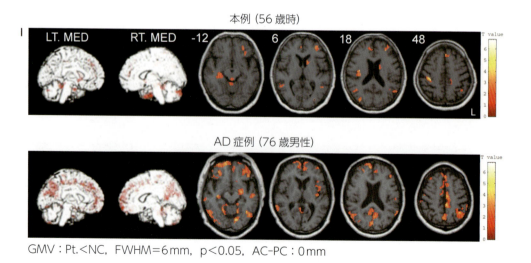

GMV：Pt.＜NC，FWHM＝6mm，p＜0.05，AC-PC：0mm

28 大脳皮質基底核症候群（CBS）
CBS-FTD

　81歳から右手の振戦と軽度筋強剛が出現し，改訂 長谷川式簡易知能評価スケール（Hasegawa Dementia Scale Revised；HDS-R）は16点であった。82歳になるとADLは急速に悪化し，要介護5のレベルとなった。経過中近医でL-ドパ投与を受けるも奏効しなかった。

図58　CBS-FTD（82歳，女性）

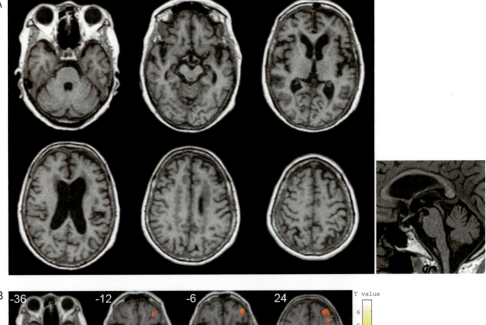

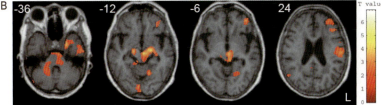

GMV＋WMV：Pt.＜NC，p＜0.05，AC-PC：0mm

MRI：左大脳脚萎縮があり，側脳室も左優位でとくに前角が開大している（A）。DART-ELでは左優位の大脳脚と橋の萎縮，左側頭葉と前頭葉萎縮が指摘される（B）。

疾患名−略語

- 前頭側頭型認知症（frontotemporal dementia；FTD）

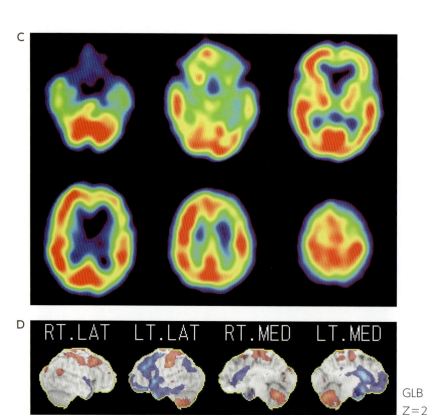

SPECT：水平断像では脳幹，左基底核，左視床，左前頭・側頭葉血流低下があり（C），two-tail view では左優位の前頭葉ならびに前部帯状回の血流低下が示され，左右差が顕著である（D）。なお，PSM の血流は前述の CBS-CBD に比して保たれている。

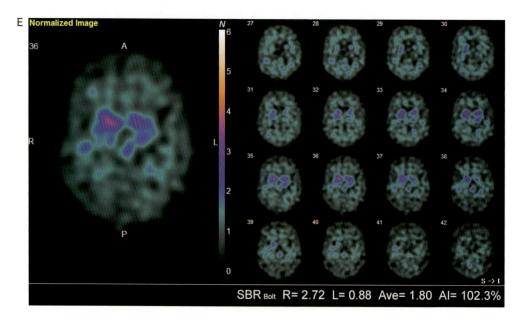

DAT SPECT：線条体における集積は左優位に高度に低下している。

Column

　DARTELによるボリューム低下，血流低下，DAT集積低下が，左優位で一致しており，片側性が高度である．しかし，PSMの血流が高い点は前述のCBS-CBDと一致しない．左右差の高度なパーキンソン徴候と前頭葉機能低下から，本例ではCBS-FTDを疑うが，臨床現場では背景病理までを画像から推定することは困難なことが多く，この場合はCBSにとどめておく必要があろう．

　次に示す症例（図59）は78歳の女性例であるが，75歳頭から徐々に左半身の動きが悪化し，会話の内容も乏しくなったという．MMSE 17，FAB 5と認知機能障害を認め，最近では動作緩慢が高度となり車椅子移動生活を強いられていた．神経学的には眼球上転制限，前頭葉徴候，左手でキツネの形などの模倣ができない，すなわち左上肢肢節運動失行とジストニア，左錐体路徴候などを認めた．なお，観念運動失行や観念失行は認めなかった．MRIでは小脳萎縮はないが，中脳萎縮，とくに大脳脚は右優位に萎縮し第3脳室は開大しており，側脳室前角もやや開大し，右前頭・頭頂葉の脳溝が目立った（A）．また，DARTELでは右優位に錐体路に沿ってボリュームが低下していることが指摘された（B）．

図59　CBS-FTD進行例（78歳，女性）

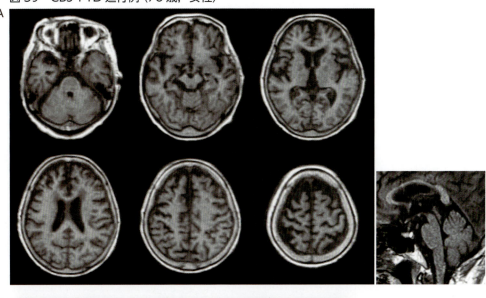

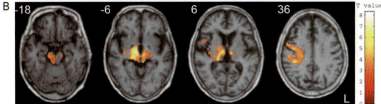

GMV＋WMV：Pt.＜NC，p＜0.005，AC-PC：0mm

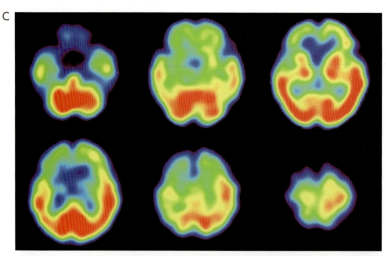

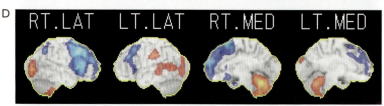

GLB, Z=3
(Zmax=8 表示)

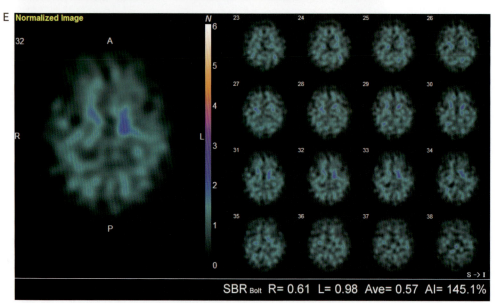

　血流画像では PSM が spare されたうえで両側前頭葉から側頭葉，右優位の線条体血流低下があり，その程度は大きく Z=2 では左右差が不明瞭だったが (C)，Z=3 にすると右優位の低下が明瞭となった (D)。さらに，DAT SPECT は右優位で，両側線条体に顕著な集積低下がみられた (E)。

　以上より本例では進行した CBS-FTD を鑑別の第一にあげたが，進行例では臨床所見と通常の SPECT で左右差も不明瞭となるため，Zmin を調整して左右差を検証するとよい場合がある。

3-3 その他の疾患

29 本態性振戦（ET）

　60歳頃から，やや右優位の両手の動作時振戦が出現してETと診断され，βブロッカーや少量の抗てんかん薬が投与されてきた症例である．その後，振戦は残存するものの比較的安定した経緯を辿った．しかし，73歳頃から左手に安静時振戦が出現し，右手はre-emergent type tremorとなった．動作緩慢は年齢相当レベルで筋強剛も認めなかったが，便秘とMyerson徴候があり，PDの臨床診断基準は満たさないものの，新規発症が懸念されたためにDAT SPECTを施行した．

　MIBG心筋シンチグラフィーH/M比 early 2.7，delayed 2.4，WR 26％であった．

図60　ET（75歳，男性）

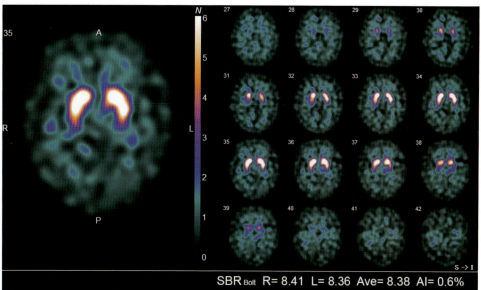

疾患名 - 略語

- 本態性振戦（essential tremor；ET）

DAT SPECT：線条体における集積はほぼ均一で，No 28〜39 まで 12 スライスにわたる。振戦優位型 PD にみる eagle wing shape のパターンもなく，SBR 平均も 8.38 と正常範囲である。

Column

　Re-emergent type tremor は PD として診断意義の高い神経所見であるが，ここで示したように PD の発症を必ずしも意味しない。また，振戦優位型 PD では MIBG 心筋シンチグラフィーは正常範囲を示すことが多く，こうした症例には DAT SPECT による鑑別診断が要求されよう。

30 薬剤性パーキンソン症候群（DIP）

　30歳からうつ病，不安症，不眠症で通院中であった。最近，全身のふるえと歩行困難を生じたといって，紹介受診された。初診時，仮面様顔貌で小声が目立ち，歩容は小歩であった。また全体的に動作緩慢が目立ち，上肢には筋強剛を認め，服薬内容はミルタザピン（ノルアドレナリン・セロトニン作動性），ゾルピデム（非ベンゾジアゼピン系），フルニトラゼパム（ベンゾジアゼピン系），ブロマゼパム（ベンゾジアゼピン系），レボメプロマジン（フェノチアジン系），ロフラゼプ酸エチル（ベンゾジアゼピン系）であった。

図61　DIP（64歳，女性）

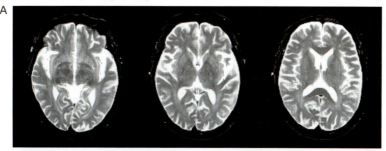

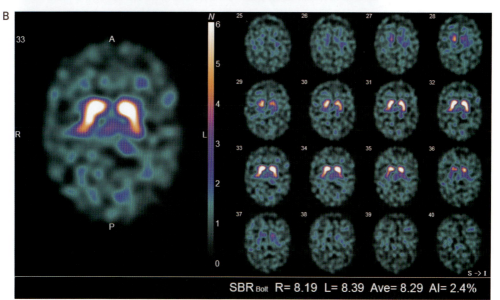

MRI T2強調像では明らかな血管病変はなく（A），DAT SPECTでも線条体集積は保持された（B）。

疾患名 - 略語

- 薬剤性パーキンソン症候群（drug-induced parkinsonism；DIP）

Column

　本例のパーキンソン症候群は，薬剤性であることがDAT SPECTによって示されたが，精神科医が必要と判断して患者に処方した薬剤を，非精神科医が特段の理由もなく調整することは避けたい．本例については，まず変性疾患に伴うパーキンソン症候群ではないことと薬剤性の可能性が高い旨を説明し，終診とした．

　次に示す症例（図62）はドグマチールを長期にわたり服用していた83歳の男性で，生来寡黙な性格であったが，82歳頃より口数が減り，物忘れが指摘されるようなったため受診．最近ではテレビや新聞への興味もなくなり，動作も徐々に緩慢となったという．歩行はすり足で，日中はほぼ布団で横になるような生活を送っていた．表情は仮面様でMyerson徴候を認めたが，筋強剛や振戦はなかった．MMSE 26，FAB 15．

図62　DIP（83歳，男性）

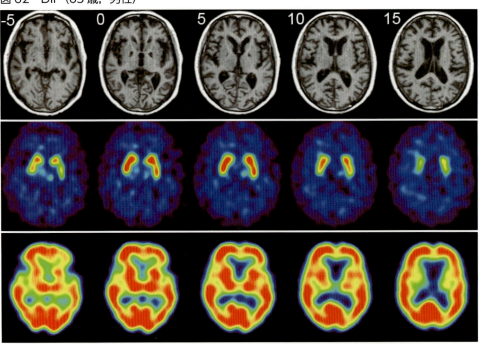

　図62はMRI水平断像（上段）にDAT SPECT像（中段），血流画像（下段）をcoregistrationして示したものである．DAT SPECTのカラーはレインボーカラー表示である．

頭部 MRI は年齢相応の所見で DARTEL を含めて特記事項はない。DAT SPECT では線条体集積はほぼ均一で，DaT View Result（非表示）の SBR 平均も 6.14 と保持されていた。IMP SPECT でも小脳，脳幹，基底核，視床，大脳皮質の血流は保たれており正常所見であった。以上の所見から，変性疾患に起因する認知症やパーキンソン症候群は画像的に否定的と考え，主治医と相談のうえドグマチールを中止して他剤への変更を試みたところ，病歴に示した症状と所見は改善された。薬剤性パーキンソン症候群は服薬して間もない時期から症状が出現した場合はその診断は難しくないが，本例のように長期にわたって服用し，最近になりパーキンソン徴候が出現した場合は，こうした核医学検査が有用である。

31 血管性パーキンソン症候群（VP）

82歳頃から左手の企図振戦，歩行障害を自覚。その後，徐々に歩容が悪化して小歩となり，近医でPDと診断されてLドーパを投与されるも改善しないため，紹介された。初診時，表情は比較的豊かで小声もなく，上肢に筋強剛や動作緩慢は認めなかったが，歩行はすり足・小刻み歩行で，両側錐体路徴候を認めた。

MMSE 27，FAB 13。

図63　VP（84歳，女性）

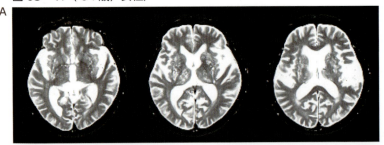

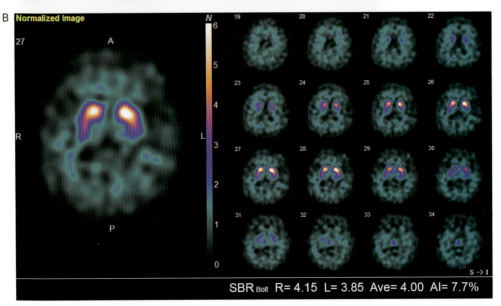

MRIでは両側基底核と視床に多発性ラクナ梗塞を認め，その一部にmicrobleedsを伴っていた。また，DAT SPECTでは，線条体集積はPDを代表とする変性疾患にみられる所見ではなく，DAT集積分布は勾玉状に保たれており，一見正常集積に類似した所見を呈したが，SBRは明らかに低下しており，血管障害に伴う変化と考えた。

疾患名 - 略語

- 血管性パーキンソン症候群（vascular parkinsonism；VP）

Column

　本例は，DAT SPECT により VP と PD を鑑別し得た例である。VP の発症年齢は PD に比較するとより高齢であることが多く，また血管障害を基盤とするため，その臨床症状は PD とは異なり歩行障害や姿勢時振戦が前景に立つ症例が多い。また，線条体の血管障害部位では，組織脱落によりドパミン系シナプスは節前・節後ともに減少している。これは節前が傷害されて減少し，節後すなわちドパミンレセプタが保持される PD とは対照的で，この差が L ドパに対して反応が不良となる原因と考えられる。VP は進行すると姿勢反射障害に基づく転倒，さらには前頭葉機能低下も加わり，仮性球麻痺や失禁，そして認知症を生じる。したがって，本例のような段階で診断し，積極的に血管障害の進展抑制ならびに予防治療介入を進めることが肝要であろう。

32 純粋自律神経不全症（PAF）

立ちくらみやふらつきを主訴として来院された。座位血圧 130/70 mmHg から立位血圧 95/50 mmHg と著明な起立性低血圧があったが、MMSE 30, FAB 16 と認知機能は正常で、パーキンソン徴候などの運動機能障害もなかった。

MIBG 心筋シンチグラフィー H/M 比 early 1.4, delayed 1.2, WR 33％。

脳 MRI に特記すべき異常所見なし。

図64　PAF（67歳，男性）

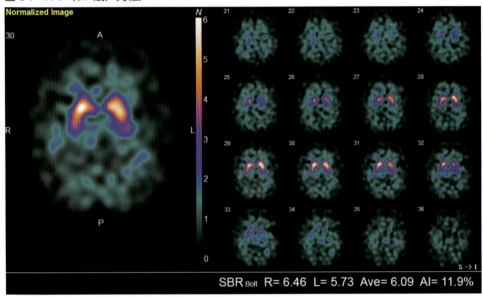

DAT SPECT：左被殻後部における集積が若干低下しているが、SBR 平均は 6.09 と正常範囲であった。

Column

PAF は PD や DLB とともに Lewy 小体病に包含される疾患として知られる。その特徴は認知症やパーキンソン徴候がなく、MRI や血流画像は正常で、一般的にはあくまで自律神経障害に終始する点にある。本例では高度な心臓交感神経障害が指摘されたが、これは PAF が Lewy 小体病であることの証でもある。

次に 73 歳の男性で、やはり立ちくらみを主訴に来院された症例を呈示する（図65）。先ほどの症例と同様に認知症やパーキンソン徴候はなく、著明な起立性低血圧と MIBG 心筋シンチグラフィーの高度集積低下を認めていた。

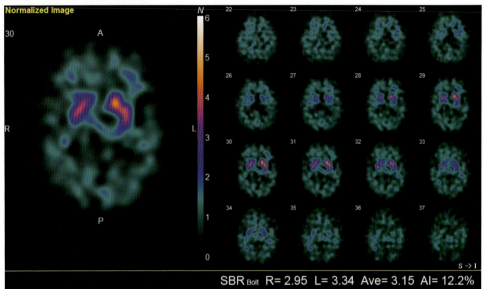

図65 PAF（73歳，男性）

　しかし，DAT SPECTでは，視覚的にPDやDLBとは異なるパターンで線条体全体の集積が低下し，SBRも低値を示していた．今後パーキンソン症候群の発症に関する経過観察が必要な所見と考えるが，この2例を通じてLewy小体病とされるPAFはパーキンソン症候群がなくともDAT集積が低下している病態が存在することがある，という点に留意したい．

　さて，自律神経障害を主体とする変性疾患にはShy-Drager症候群（Shy-Drager syndrome；SDS）と呼ばれてきた一群が存在する．SDSは現在MSAに包含されているが，パーキンソン症候群や錐体路徴候が軽微な症例ではPAFとの鑑別が問題となる．この場合は詳細な自律神経検査を駆使するのもよいが，簡便さからいうとMIBG心筋シンチグラフィーに軍配があがるのは自明である．

疾患名 - 略語

- 純粋自律神経不全症（pure autonomic failure；PAF）

● 文　献

1) Clinical and neuropathological criteria for frontotemporal dementia. The Lund and Manchester Groups. J Neurol Neurosurg Psychiatry 1994；57：416-418
2) Neary D, Snowden JS, Gustafson L, et al：Frontotemporal lobar degeneration：a consensus on clinical diagnostic criteria. Neurology 1998；51：1546-1554
3) 中野今治：前頭側頭葉変性症（FTLD）の概念と分類 update．臨床神経 2011；51：844-847.
4) 中野今治：疾患概念はどう変わったか Neuro CPC 10 年間の症例を振り返って．Brain and Nerve 2014；66：885-895
5) Rascovsky K, Hodges JR, Knopman D, et al：Sensitivity of revised diagnostic criteria for the behavioural variant of frontotemporal dementia. Brain 2011；134 (Pt 9)：2456-2477
6) 尾籠晃司，飯田仁志：前頭側頭型認知症 FTD（bvFTD）の新たな国際診断基準と問題点．Dementia Japan 2015；29：131-138
7) 小野内健司，福田隆浩，秋山治彦，他：Neurological CPC 進行性構音障害を呈した 71 歳男性例．Brain and Nerve 2013；65：699-709
8) Mesulam MM：Primary progressive aphasia—a language-based dementia. N Engl J Med 2003；349：1535-1542
9) Gorno-Tempini ML, Dronkers NF, Rankin KP, et al：Cognition and anatomy in three variants of primary progressive aphasia. Ann Neurol 2004；55：335-346
10) Gorno-Tempini ML, Hillis AE, Weintraub S, et al：Classification of primary progressive aphasia and its variants. Neurology 2011；76：1006-1014
11) 大槻美佳：FTD：言語および関連症候の特徴とその診方．臨床神経 2012；52：1224-1227
12) 吉野眞理子：失語像の多様性："logopenic" 型原発性進行性失語を中心に．高次脳研究 2013；33：324-329
13) 小森憲治郎，豊田泰孝，谷向　知：原発性進行性失語（PPA）の国際分類と FTLD：進行性非流暢性失語（PNFA）と意味性認知症（SD）．Dementia Japan 2015；29：139-147
14) Eggers C, Kahraman D, Fink GR, et al. Akinetic-rigid and tremor-dominant Parkinson's disease patients show different patterns of FP-CIT single photon emission computed tomography. Mov Disord 2011；26：416-423
15) Spiegel J, Hellwig D, Samnick S, et al. Striatal FP-CIT uptake differs in the subtypes of early Parkinson's disease. J Neural Transm (Vienna). 2007；114：331-335
16) Hashimoto M, Kawasaki K, Suzuki M, et al：Presynaptic and postsynaptic nigrostriatal dopaminergic functions in multiple system atrophy. Neuroreport 2008；19：145-150

付録 1
(DaTQUANT 値一覧)

「Part 3. 臨床編」に載せた DAT SPECT 実施症例の DaTQUANT の値を示す。

NCD は DaT view の SBR が 6 以上（異常に高い例を除く）で，線条体の取り込みパターンが正常と思われる症例 15 人（平均年齢 72.1±6.3）より求めた。健常者の値よりも亢進している可能性も考えられる。

各症例の図番号は，本文中の対応する DAT SPECT を示す。上の行は各 VOI の SBR と Put/Ca ratio を，下の行（グレー）は Num of SD from mean を示す。SBR と Num of SD from mean に関しては，DaTQUANT 出力値の少数点以下 2 桁目を四捨五入して示した。

	Striatum		antPutamen		post-Putamen		Putamen		Caudate		Put/Ca ratio*	
	R	L	R	L	R	L	R	L	R	L	R	L
NCD (SD)	3.4 (0.3)	3.4 (0.3)	3.3 (0.3)	3.3 (0.3)	2.2 (0.5)	2.1 (0.5)	3.0 (0.3)	3.0 (0.3)	4.0 (0.5)	4.2 (0.5)	0.81 (0.09)	0.77 (0.09)

● 認知症

	R	L	R	L	R	L	R	L	R	L	R	L
DLB 図10D	1.2	1.2	1.1	1.0	0.7	0.4	1.0	0.8	1.6	1.8	0.77	0.65
	−7.9	−8.0	−7.6	−7.4	−2.8	−3.8	−6.5	−6.8	−5.3	−5.2		
PNFA 図15D	1.0	1.4	0.6	1.1	0.3	0.5	0.5	1.0	1.7	2.1	0.57	0.66
	−8.8	−7.2	−9.1	−7.0	−3.7	−2.9	−7.9	−6.1	−5.1	−4.6		

● パーキンソン症候群

	R	L	R	L	R	L	R	L	R	L	R	L
PD 図37D	1.4	1.6	1.0	1.3	0.7	0.8	0.9	1.2	2.2	2.3	0.61	0.66
	−7.2	−6.5	−7.7	−6.3	−2.9	−2.9	−6.6	−5.6	−4.0	−4.0		
AR-JP 図40A	1.9	1.5	1.6	1.1	0.7	0.6	1.4	0.9	2.9	2.4	0.61	0.57
	−5.3	−7.0	−5.9	−7.1	−2.8	−3.4	−5.3	−6.4	−2.4	−3.9		
CVD+PD 図41B	1.3	1.2	0.8	0.9	−0.3	−0.1	0.5	0.6	2.7	2.4	0.42	0.47
	−7.5	−7.8	−8.4	−7.8	−4.9	−4.9	−7.9	−7.5	−3.0	−4.0		
MSA-P 図43B	1.0	0.8	0.7	0.7	0.5	0.3	0.7	0.6	1.5	1.3	0.66	0.68
	−8.7	−9.2	−8.7	−8.4	−3.4	−3.9	−7.4	−7.6	−5.4	−6.3		
MSA-C 図48	1.4	1.3	1.2	1.2	0.7	0.7	1.1	1.0	1.9	1.9	0.72	0.71
	−7.2	−7.5	−7.0	−6.9	−2.8	−3.1	−6.1	−6.2	−4.5	−5.1		

	Striatum		antPutamen		post-Putamen		Putamen		Caudate		Put/Ca ratio*	
	R	L	R	L	R	L	R	L	R	L	R	L
MJD 図49	2.7	2.7	2.5	2.9	1.7	1.2	2.3	2.3	3.5	3.3	0.73	0.77
	−2.4	−2.6	−2.8	−1.8	−1.0	−1.9	−2.4	−2.0	−1.2	−1.9		
PSP-RS 図51	1.5	1.0	1.2	0.8	0.8	0.3	1.1	0.6	2.1	1.6	0.69	0.63
	−6.9	−8.7	−7.0	−8.0	−2.6	−4.0	−6.0	−7.4	−4.2	−5.7		
PSP-P 図52E	0.9	1.2	0.7	1.1	0.6	0.7	0.7	1.0	1.3	1.6	0.71	0.75
	−8.9	−8.0	−8.8	−7.1	−3.1	−3.2	−7.4	−6.4	−5.8	−5.7		
PSP-FTD 図53E	1.1	0.9	0.8	0.5	0.4	0.5	0.7	0.5	1.8	1.5	0.63	0.58
	−8.1	−9.2	−8.3	−9.0	−3.4	−3.5	−7.2	−7.9	−4.9	−5.8		
PSP-PAGF 図54C	0.8	0.7	0.8	0.8	0.4	0.6	0.7	0.7	0.9	0.8	0.86	0.96
	−9.5	−9.6	−8.6	−8.1	−3.6	−3.4	−9.6	−7.5	−6.6	−7.4		
CBS-CBD 図57H	0.9	1.4	0.6	1.0	0.4	0.6	0.5	0.9	1.5	2.2	0.60	0.59
	−9.0	−7.3	−9.2	−7.3	−3.6	−3.4	−7.9	−6.5	−5.3	−4.3		
CBS-FTD 図58E	0.9	0.5	0.8	0.5	0.3	0.2	0.7	0.5	1.3	0.7	0.74	0.84
	−8.9	−10.2	−8.3	−8.8	−3.6	−4.2	−7.3	−8.0	−5.8	−7.5		
CBS-FTD 図59E	0.3	0.5	0.3	0.4	0.2	0.4	0.3	0.4	0.4	0.5	0.91	0.93
	−11.1	−10.6	−10.2	−9.1	−3.8	−3.8	−8.7	−8.1	−7.8	−8.0		

● その他の疾患

	Striatum		antPutamen		post-Putamen		Putamen		Caudate		Put/Ca ratio*	
ET 図60	4.0	4.0	3.8	4.0	2.4	2.3	3.4	3.5	4.9	4.7	0.75	0.79
	2.0	1.9	1.5	2.1	0.4	0.3	1.2	1.7	1.9	1.2		
DIP 図61B	3.3	3.3	3.0	3.0	2.5	2.4	2.9	2.8	4.0	4.0	0.77	0.76
	−0.4	−0.6	−1.2	−1.1	−0.6	−0.6	−0.6	−0.5	−0.0	−0.3		
DIP 図62	2.9	2.8	3.1	2.7	2.4	2.8	2.9	2.7	2.9	3.0	1.01	0.93
	−1.8	−2.1	−0.8	−2.1	0.5	1.6	−0.4	−0.8	−2.5	−2.6		
VP 図63B	1.8	1.9	1.5	1.5	2.3	2.6	1.5	1.5	2.4	2.6	0.74	0.69
	−5.7	−5.4	−5.8	−5.0	−1.9	−2.6	−4.9	−4.7	−3.6	−3.4		
PAF 図64	2.5	2.5	2.3	2.4	1.8	1.8	2.2	2.3	2.9	2.9	0.82	0.84
	−3.4	−3.3	−3.4	−2.8	−0.8	−0.6	−2.7	−2.3	−2.4	−2.9		
PAF 図65	1.3	1.6	1.4	1.6	1.0	1.2	1.3	1.5	1.2	1.6	1.01	0.96
	−7.7	−6.7	−6.6	−5.4	−2.3	−1.9	−5.6	−4.6	−6.0	−5.6		

*Putamen/Caudate ratio

付録 2
(参考文献一覧)

より詳しく病態を理解するための参考文献の一覧を示す。約半数は線条体ドパミン神経および DAT SPECT 関連である。

1) Benamer HT, Patterson J, Wyper DJ, et al：Correlation of Parkinson's disease severity and duration with 123I-FP-CIT SPECT striatal uptake. Mov Disord 2000；15：692-698
2) Benamer TS, Patterson J, Grosset DG, et al：Accurate differentiation of parkinsonism and essential tremor using visual assessment of [123I] -FP-CIT SPECT imaging：the [123I]-FP-CIT study group. Mov Disord 2000；15：503-510
3) Boeve BF：The multiple phenotypes of corticobasal syndrome and corticobasal degeneration：implications for further study. J Mol Neurosci 2011；45：350-353
4) Brooks DJ, Salmon EP, Mathias CJ, et al：The relationship between locomotor disability, autonomic dysfunction, and the integrity of the striatal dopaminergic system in patients with multiple system atrophy, pure autonomic failure, and Parkinson's disease, studied with PET. Brain 1990；113 (Pt 5)：1539-1552
5) Djang DS, Janssen MJ, Bohnen N, et al：SNM practice guideline for dopamine transporter imaging with 123I-ioflupane SPECT 1.0. J Nucl Med 2012；53：154-163
6) Fearnley JM, Lees AJ：Ageing and Parkinson's disease：substantia nigra regional selectivity. Brain 1991；114 (Pt 5)：2283-2301
7) Gerschlager W, Bencsits G, Pirker W, et al：[123I] beta-CIT SPECT distinguishes vascular parkinsonism from Parkinson's disease. Mov Disord 2002；17：518-523
8) Goldstein DS, Holmes C, Sato T, et al：Central dopamine deficiency in pure autonomic failure. Clin Auton Res 2008；18：58-65
9) Goldstein DS, Holmes C, Sewell L, et al：Sympathetic noradrenergic before striatal dopaminergic denervation：relevance to Braak staging of synucleinopathy. Clin Auton Res 2012；22：57-61
10) Hauser RA, Grosset DG：[123I] FP-CIT (DaTscan) SPECT brain imaging in patients with suspected parkinsonian syndromes. J Neuroimaging 2012；22：225-230
11) Kanazawa M, Shimohata T, Toyoshima Y, et al：Cerebellar involvement in progressive supranuclear palsy: A clinicopathological study. Mov Disord 2009；24：1312-1318
12) Kanazawa M, Tada M, Onodera O, et al：Early clinical features of patients with progressive supranuclear palsy with predominant cerebellar ataxia. Parkinsonism Relat Disord 2013；19：1149-1151
13) Kaufmann H, Nahm K, Purohit D, et al：Autonomic failure as the initial presentation of Parkinson disease and dementia with Lewy bodies. Neurology 2004；63：1093-1095
14) Kimura N, Hanaki S, Masuda T, et al：Brain perfusion differences in parkinsonian disorders. Mov Disord 2011；26：2530-2537
15) Koyama M, Yagishita A, Nakata Y, et al：Imaging of corticobasal degeneration syndrome. Neuroradiology 2007；49：905-912
16) Kuhl DE, Barrio JR, Huang SC, et al：Quantifying local cerebral blood flow by N-isopropyl-p-[^{123}I] iodoamphetamine (IMP) tomography. J Nucl Med 1982；23：196-203
17) Larner AJ, Mathias CJ, Rossor MN：Autonomic failure preceding dementia with Lewy bodies. J Neurol 2000；247：229-231
18) Lavalaye J, Booij J, Reneman L, et al：Effect of age and gender on dopamine transporter imaging with ^{123}I FP-CIT SPET in healthy volunteers. Eur J Nucl Med 2000；27：867-869

19) Lee SE, Rabinovici GD, Mayo MC, et al : Clinicopathological correlations in corticobasal degeneration. Ann Neurol 2011 ; 70 : 327-340
20) Léveillé J, Demonceau G, De Roo M, et al : Characterization of technetium-99m-L,L-ECD for brain perfusion imaging, Part 2: Biodistribution and brain imaging in humans. J Nucl Med 1989 ; 30 : 1902-1910
21) Lorberboym M, Djaldetti R, Melamed E, et al : 123I-FP-CIT SPECT imaging of dopamine transporters in patients with cerebrovascular disease and clinical diagnosis of vascular parkinsonism. J Nucl Med 2004 ; 45 : 1688-1693
22) Lorberboym M, Treves TA, Melamed E, et al : [^{123}I]-FP/CIT SPECT imaging for distinguishing drug-induced parkinsonism from Parkinson's disease. Mov Disord 2006 ; 21 : 510-514
23) Madhavan A, Whitwell JL, Weigand SD, et al : FDG PET and MRI in logopenic primary progressive aphasia versus dementia of the Alzheimer's type. PLoS One 2013 ; 8 : e62471
24) McKeith IG, Dickson DW, Lowe J, et al : Diagnosis and management of dementia with Lewy bodies : third report of the DLB Consortium. Neurology 2005 ; 65 : 1863-1872
25) O'Brien JT, Colloby S, Fenwick J, et al : Dopamine transporter loss visualized with FP-CIT SPECT in the differential diagnosis of dementia with Lewy bodies. Arch Neurol 2004 ; 61 : 919-925
26) Okuda B, Tachibana H, Kawabata K, et al : Cerebral blood flow in corticobasal degeneration and progressive supranuclear palsy. Alzheimer Dis Assoc Disord 2000 ; 14 : 46-52
27) Okuda B, Tachibana H, Kawabata K et al : Comparison of brain perfusion in corticobasal degeneration and Alzheimer's disease. Dement Geriatr Cogn Disord 2001 ; 12 : 226-231
28) Rabinovici GD, Miller BL : Frontotemporal lobar degeneration: epidemiology, pathophysiology, diagnosis and management. CNS Drugs 2010 ; 24 : 375-398
29) Roselli F, Pisciotta NM, Pennelli M, et al : Midbrain SERT in degenerative parkinsonisms: a 123I-FP-CIT SPECT study. Mov Disord 2010 ; 25 : 1853-1859
30) Seibyl JP, Marek K, Sheff K, et al : Iodine-123-beta-CIT and iodine-123-FPCIT SPECT measurement of dopamine transporters in healthy subjects and Parkinson's patients. J Nucl Med 1998 ; 39 : 1500-1508
31) Tatsch K, Poepperl G : Nigrostriatal dopamine terminal imaging with dopamine transporter SPECT: an update. J Nucl Med 2013 ; 54 : 1331-1338
32) Tissingh G, Booij J, Bergmans P, et al : Iodine-123-N-omega-fluoropropyl-2 beta-carbomethoxy-3 beta-(4-iod ophenyl) tropane SPECT in healthy controls and early-stage, drug-naive Parkinson's disease. J Nucl Med 1998 ; 39 : 1143-1148
33) Treglia G, Cason E : Diagnostic performance of myocardial innervation imaging using MIBG scintigraphy in differential diagnosis between dementia with lewy bodies and other dementias: a systematic review and a meta-analysis. J Neuroimaging 2012 ; 22 : 111-117
34) Treglia G, Cason E, Cortelli P, et al : Iodine-123 metaiodobenzylguanidine scintigraphy and iodine-123 ioflupane single photon emission computed tomography in Lewy body diseases : complementary or alternative techniques? J Neuroimaging 2014 ; 24 : 149-154
35) Van Laere K, Casteels C, De Ceuninck L, et al : Dual-tracer dopamine transporter and perfusion SPECT in differential diagnosis of parkinsonism using template-based discriminant analysis. J Nucl Med 2006 ; 47 : 384-392
36) Walker Z, Jaros E, Walker RW, et al : Dementia with Lewy bodies: a comparison of clinical diagnosis, FP-CIT single photon emission computed tomography imaging and autopsy. J Neurol Neurosurg Psychiatry 2007 ; 78 : 1176-1181
37) Yamanaka Y, Asahina M, Hiraga A, et al : Over 10 years of isolated autonomic failure preceding dementia and Parkinsonism in 2 patients with Lewy body disease. Mov Disord 2007 ; 22 : 595-597

おわりに

　本書は background の異なる 2 人によってすべての執筆を行った。互いの長年の経験を活かし，わかりやすくかつ特徴ある画像読本を目指す，という 1 つの目標に向かってきたので，異なる視点からの臨床と画像に関する解釈の integration には複雑な過程と幾度とない議論を重ねる必要があり，完成まで約 2 年を要した。

　この時間を今振り返ってみると，実地臨床における脳画像の解釈に関して重要なことは，主訴と経過そして診察より得られる神経所見とともに画像を読み解くこと，である。そして臨床と画像との対応に納得がいかないときは，経過や所見を再度確認し，画像に関しても表示法や統計処理を検証することが肝要であるように思う。

　私たちは患者の臨床像と形態および機能画像を俯瞰し，木を見て森を見ず，といったことにならないよう常に心掛けてきた。本書を手にされる皆様方の脳画像への理解に少しでもお役に立てれば幸いである。

鈴木 正彦　川﨑 敬一

謝　辞

　神経学の基礎を教えていただきました，渡邊禮次郎先生，故中林治夫先生，故金澤一郎先生，岩田誠先生，井上聖啓先生，ならびに脳神経核医学についてご指導いただきました，Kirk Frey 先生，石井賢二先生，臨床医学統計についてご教示いただきました浦島充佳先生に深謝申し上げます。また東京慈恵会医科大学葛飾医療センターにおいて核医学臨床研究にご協力いただきました，有泉光子先生，森田昌代先生，吉岡雅之先生，橋本昌也先生，大本周作先生，余郷麻希子先生に感謝の意を表します。

鈴木 正彦

　京都大学高次脳機能総合研究センターを紹介していただいた中野善久先生（元 京都大学放射線医学講座講師），同センターの福山秀直教授，橋川一雄助教授（現 大阪医療センター脳卒中内科部長），東京都健康長寿医療センター研究所神経画像研究チームの石井賢二研究部長と，両センターの多くの先生方，そして SPECT の情報を提供していただいた日本メジフィジックス株式会社の諸氏に感謝いたします。また，画像・臨床の情報を提供していただいた東京慈恵会医科大学葛飾医療センター放射線部および神経内科の諸先生に感謝いたします。

川﨑 敬一

Index

疾患名[*]

AD ········ 10, 18, 28, 42, 54, **62**, **64**, 70, 157
    prodromal AD ·· **67**
AGD ··· **101**
    preclinical AGD ·· **103**
bvFTD ··· 81
    -FLD type ·· **79**, 81
    -Pick type ·· 81, **82**
    -MND type ··· 81, **84**
CBS ······················· 19, 30, 32, **152**, **154**, 156
    CBS-AD ··· 156
    CBS-CBD（CBD）········· 54, **152**, **154**, 156
    CBS-FTD ·· **159**, **161**
CVD（cerebrovascular disorder）············ 70
    CVD+PD ·· **127**
DIP ······································· 42, **165**, **166**
DLB ······· 18, 28, 52, 54, 70, **73**, **75**, **77**, 123
    common form（通常型）······················· **74**
    pure form（純粋型）······························· **76**
    後頭葉血流保持 ·· **77**
ET ·· 42, 54, **163**
FTD〈FTLD〉········ 18, 28, 54, **79**, 81, **82**, 84
    -bvFTD〈FTD〉··· 81
    -PNFA（PA）····································· 81, **87**, 89, 140
    -SD ·· 81, 89, **90**
FTLD··· 81
LBD ·· 52
    iLBD ·· 52, 109
MCI ······································ **65**, **67**, 99, **123**
MD ··· **68**, 70
MSA ······························ 52, 54, 109, 130
    MSA-C ············· 19, 30, 32, **135**, **136**, 137
    MSA-P ············· 19, 30, 32, **129**, **131**, 132

NPH ·· 18, 28, 140
    iNPH ·· **94**, **97**
PAF ························· 42, 52, 54, **170**, **171**
PCA ·· 71
PD ············· 19, 30, 32, 52, 54, 109-117, **118**
    AR-JP（PARK2）···· 42, 52, 54, 59, **125**, 126
    CVD+PD ··· **127**
    PDD ······················· 30, 32, 54, **121**, 123
    PD-MCI ··· **123**
    tremor dominant type/akinetic rigid type
    ··· **112**
PPA ·· 89
    lvPPA ··· 89, **92**
PSP ················· 19, 30, 32, 52, 54, 109, 140
    PSP-C ··· 140, **150**
    PSP-FTD ······································· 140, **145**
    PSP-P ··· 140, **142**
    PSP-PAGF ···································· 140, **148**
    PSP-PNFA ··· 140
    PSP-RS（RS）············· 27, **138**, 140, **141**
SCD ·· 109, **137**
    MJD ·· **137**
SD-NFT ··· **105**, **107**
SDS ··· 171
VaD ···················· 42, 52, 68, 70, **98**, **99**
VP ·· 42, 54, **168**
アルツハイマー病 ······················· 10, 18, **62**
軽度認知障害 ························· **65**, **123**
血管性認知症 ··················· 42, **98**, **99**
血管性パーキンソン症候群 ········· 42, **168**
原発性進行性失語 ································ 89
    ロゴペニック型PPA ······················· 89, **92**
行動障害型前頭側頭型認知症
〈前頭側頭型認知症〉································ 81
    運動ニューロン疾患型 ················· 81, **84**
    前頭葉変性型 ··· **79**
    ピック型 ·· **82**

---

[*]**太字**は症例画像を含む「Part 3. 臨床編」の当該ページ。
[*]〈　〉内は旧分類用語。

後部皮質萎縮症 ･････････････････････ 71
混合型認知症 ･････････････････････ **68**, 70
嗜銀顆粒性認知症 ･････････････････ **101**
シャイ・ドレーガー症候群 ･････････････ 171
純粋自律神経不全症 ･････････ 42, 52, **170**, 171
神経原線維変化型老年期認知症 ･･･････････ **105**
進行性核上性麻痺
　････････ 19, **138**, 140, **142**, **145**, **148**, **150**
　リチャードソン症候群 ･･･････････････ **138**
進行性非流暢性失語症 ･･･････････････ 81, **87**
正常圧水頭症 ･･･････････････････････ 18, 28
　特発性正常圧水頭症 ･････････････ **94**, **97**
脊髄小脳変性症 ･････････････････ 109, **137**
　マシャド・ジョセフ病 ･･･････････････ **137**
前頭側頭型認知症〈前頭側頭葉変性症〉
　････････････････ 18, **79**, 81, **82**, **84**
　意味性認知症 ･･････････････････ 81, **90**
　行動障害型前頭側頭型認知症
　　〈前頭側頭型認知症〉 ･････････････ 81
　前頭側頭葉変性症 ･･････････････････ 81
大脳皮質基底核症候群 ･･･････････ 19, **152**
　大脳皮質基底核変性症 ･････････････ **152**
多系統萎縮症
　多系統萎縮症小脳型 ･･････････ 19, **135**, 136
　多系統萎縮症パーキンソニズム型 ･････ 19, **129**
特発性正常圧水頭症 ･･･････････････ **94**
脳血管障害 ･････････････････････ 70, **127**
パーキンソン病 ･･･････････････ 19, 35, **118**
　常染色体劣性遺伝性若年性パーキンソニズム
　････････････････････････ 42, **125**
　振戦優位型／無動・固縮型 ･････････ **112**
　認知症を伴うパーキンソン病 ･････････ **121**
本態性振戦 ･････････････････ 42, **43**, 109, **163**
薬剤性パーキンソン症候群 ･･･････ 42, **165**, 167
レヴィ小体型認知症 ･････････････････ 18, **73**
　後頭葉血流保持 ･････････････････････ **77**
　純粋型 ･･･････････････････････････ **75**
　通常型 ･･･････････････････････････ **74**
レヴィ小体病 ･････････ 52, 109, 120, **170**, 171

関連用語

3D-SSP ･････････････････････････････ 21
3D-SSP VOI Classic ････････････････････ 26
AC-PC line ･････････････････････････ 2
AI (Asymmetry Index) ･･･････････････ 41
AVIM ･･･････････････････････････ 96
Bolt ････････････････････････････ 38-41
BPSD ･････････････････････････ 64, 108
^{11}C ･･････････････････････････ 113, 133
CBL ･････････････････････････ 23, 25, 69
CCD (crossed cerebellar diaschisis) ･･････ 86
CIS (cingulate island sign) ･･･････ 74, 76, 78
DARTEL ･･･････････････････････ 10, 12, 16
DAT (dopamine transporter) ････････ 35, 36
DAT SPECT ･･････････ 35, 37, 42, 109, 111
DaT View ･･････････････････････････ 38
DaTQUANT ･･････････････････････ 43
DESH ･････････････････････････ 93, 96
ECD ･･････････････････････････････ 20
FAB ･････････････････････････････ 55
FLAIR ･････････････････････････････ 2
FWHM ･･････････････････････････ 16
GLB ･･････････････････････････ 23, 25
GMV [gray (grey) matter volume] ･･････ 13
H/M ratio ････････････････････････ 53, 54
HDS-R ･･･････････････････････････ 159
HMPAO ･････････････････････････ 20
HY (Hoehn and Yahr scale) ･･･ 17, 34, 110
^{123}I ････････････････････････････ 20
^{123}I-FP-CIT ････････････････････ 35, 36
IMP ････････････････････････････ 20, 21
leukoaraiosis ･･･････････････････････ 98
MAO ････････････････････････････ 36
MIBG ･･･････････････････････････ 52
MMSE ･･･････････････････････････ 55
MNI ･･････････････････････････ 16, 46
MRI ･･･････････････････････････････ 2
NCD ･･･････････････････ 12, 16, 17, 27, 45
NDB ･･･････････････････････････ 10, 26

Num of SD from mean ······ 43	SPM ······ 2, 10, 12, 16
OSIT-J ······ 57	SWEDDs ······ 43
PET ······ 67, 106, 113, 114, 132, 157	Talairach/Tournoux ······ 16, 21
[^{11}C] CFT ······ 113-117, 133, 134	^{99m}TC ······ 20
[^{11}C] RAC ······ 113, 115-117, 133, 134	THL ······ 23, 25
FDG ······ 106	two-tail view ······ 22, 24, 28, 32
PiB ······ 67, 106, 157	VBM ······ 10, 12
PNS ······ 23, 25	VOI ······ 10, 11, 26, 40, 43
PSM (primary sensorimotor cortex) ······ 26	VSRAD ······ 10
PVH ······ 68, 94	WAB ······ 152
ROI ······ 38-41, 43, 44, 53	WMV (white matter volume) ······ 13
SBR ······ 40, 41, 43-46	WR (washout rate) ······ 53, 54, 120
slab ······ 38	ZSAM ······ 157
smart-MIBG ······ 55	Z-score ······ 10-12, 21-23
SPECT ······ 2, 12, 17, 20, 23, 35	

認知症・パーキンソン症候群 臨床と画像との対応
── MRI・SPECTを中心に

定価（本体 8,000 円＋税）

2016 年 9 月 16 日 第 1 版第 1 刷発行

著 者	鈴木 正彦・川﨑 敬一
発行者	福村 直樹
発行所	金原出版株式会社

〒113-8687 東京都文京区湯島 2-31-14
電話　編集（03）3811-7162
　　　営業（03）3811-7184
FAX　　　（03）3813-0288
振替口座　　00120-4-151494
http://www.kanehara-shuppan.co.jp/

© 2016
検印省略

Printed in Japan

ISBN 978-4-307-10182-0　JCOPY　【(社) 出版者著作権管理機構 委託出版物】

印刷・製本／永和印刷

本書の無断複製は著作権法上での例外を除き禁じられています。複製される場合は，そのつど事前に，(社) 出版者著作権管理機構（電話 03-3513-6969, FAX 03-3513-6979, e-mail: info@jcopy.or.jp）の許諾を得てください。

小社は捺印または貼付紙をもって定価変更致しません。乱丁，落丁のものはお買い上げ書店または小社にてお取り替え致します。